Cura após Terapia Periodontal

Vartika Verma

Cura após Terapia Periodontal

ScienciaScripts

This book is a translation from the original published under ISBN 978-620-6-14627-8.

Publisher:
Sciencia Scripts
is a trademark of
Dodo Books Indian Ocean Ltd. and OmniScriptum S.R.L publishing group

120 High Road, East Finchley, London, N2 9ED, United Kingdom
Str. Armeneasca 28/1, office 1, Chisinau MD-2012, Republic of Moldova, Europe

ISBN: 978-620-5-72857-4

ÍNDICE

INTRODUÇÃO..2

REVISÃO GERAL 5

FASES DE CICATRIZAÇÃO DE FERIDAS4,8 6

TIPOS DE CICATRIZAÇÃO DE FERIDAS..........................13

BIOLOGIA DA CICATRIZAÇÃO DE FERIDAS
PERIODONTAIS...18

CURA EPITELIAL..19

CURA DO TECIDO CONJUNTIVO 21

CICATRIZAÇÃO APÓS FERIDA DÉRMICA VERSUS
FERIDA CIRÚRGICA PERIODONTAL..................................21

VARIÁVEIS DE CICATRIZAÇÃO DE FERIDAS8 23

MEDIADORES BIOLÓGICOS PARA A
REGENERAÇÃO PERIODONTAL 25

EFEITOS DOS FACTORES DE CRESCIMENTO
UTILIZADOS PARA A REGENERAÇÃO
PERIODONTAL19, 22..31

AVANÇOS RECENTES NA MELHORIA DA
CICATRIZAÇÃO DE FERIDAS...38

FACTORES QUE AFECTAM A CURA 45

FACTORES LOCALES 46

FACTORES SISTÉMICOS...50

COMPLICAÇÕES DO PROCESSO DE CICATRIZAÇÃO
APÓS CIRURGIA PERIODONTAL 53

PADRÕES CLÍNICOS E HISTOPATOLÓGICOS DE
VÁRIOS PROCEDIMENTOS 60

CURETTAGEM..62

GENGIVECTOMIA / GINGIVOPLASTIA..............................63

CIRURGIA DE FLAP 65

CIRURGIAS MUCOGINGIVAL 69

CURA ÓSSEA 78

DISCUSSÃO..108

CONCLUSÃO 115

BIBLIOGRAFIA..116

INTRODUÇÃO

A maioria das formas de estados da doença começa com lesões celulares e consequente perda da função celular. A lesão celular é definida como uma variedade de tensões, um encontro celular como resultado de mudanças no seu ambiente interno e externo. Todas as células do corpo têm um mecanismo incorporado para lidar com tais mudanças no ambiente. A resposta celular à lesão varia e depende do tipo de célula e tecido envolvido, bem como da extensão da lesão celular.[1]

Ferida - É uma lesão de tecido vivo; uma interrupção forçada da continuidade de qualquer tecido (GPT-2001)[2]. A lesão de tecido pode resultar em morte celular e destruição de tecido. A cura é a resposta do corpo à lesão numa tentativa de restaurar a estrutura e função normais.[1] O processo de cura envolve dois processos distintos:

Regeneração - quando a cura ocorre por proliferação de células parenquimatosas e geralmente resulta na restauração completa dos tecidos originais.

Reparação - quando a cura ocorre pela proliferação de elementos do tecido conjuntivo resultando em fibrose e cicatrização. Por vezes, ambos os processos têm lugar simultaneamente.[1]

Cura - O processo de reparação ou regeneração de tecido ferido, perdido ou tratado cirurgicamente (GPT-2001).[2]

A cura de feridas é um processo complexo mas geralmente ordeiro. Ondas sequenciais de tipos de células especializadas, primeiro eliminam a lesão incitante e depois constroem progressivamente o andaime para preencher qualquer defeito resultante. Os eventos são orquestrados por uma interacção de factores de crescimento solúveis.[3] Independentemente da causa da lesão do tecido, é iniciado um processo estereotipado que, se for capaz de prosseguir sem obstáculos, trabalha para restaurar a integridade do tecido. Este processo chama-se cura da ferida.[4]

A ferida cicatrizante é uma expressão explícita de uma sequência intrincada e bem coreografada de respostas celulares e bioquímicas dirigidas para a restauração da integridade e capacidade funcional dos tecidos após uma lesão. Embora a cicatrização culmine sem incidentes na maioria dos casos, uma variedade de factores intrínsecos e extrínsecos pode impedir ou facilitar o processo. A compreensão do processo de cicatrização de feridas a múltiplos níveis -

2

bioquímico, fisiológico, celular e molecular fornece ao cirurgião uma estrutura para basear decisões clínicas destinadas a optimizar a resposta de cicatrização. [5]

Os tecidos periodontais representam um sistema único no corpo humano onde tecidos conjuntivos epiteliais, moles e mineralizados se unem para formar uma junção. Esta junção é referida como junção dentogengival. É uma estrutura complexa, e a manutenção da integridade desta junção é fundamental para a preservação do osso subjacente e do ligamento periodontal. Com inflamação crónica associada a doenças periodontais, a estrutura desta junção é perdida. Assim, as tentativas de controlar os efeitos destrutivos das doenças periodontais crónicas e, em certa medida, regenerar os tecidos perdidos exigiriam o restabelecimento de uma junção dentogengival. [6]

Os princípios gerais de cicatrização e os eventos celulares e moleculares observados em locais não orais, também se aplicam a processos de cicatrização que ocorrem após tratamento periodontal. [7] A cicatrização num defeito periodontal após cirurgia de retalho gengival é, conceptualmente, um processo mais complexo uma vez que uma margem da ferida consiste em tecido calcificado, incluindo a superfície da raiz rígida e avascular. Outro factor complicador na cicatrização desta ferida é a posição transgengival do dente. [8]

Em geral, a cicatrização ou reparação de uma ferida com perda substancial de tecido é acompanhada por tecido cicatrizado colagénio que não restaura totalmente a forma e função da estrutura perdida. A reparação periodontal tem sido descrita em termos como nova fixação, adesão de colagénio e reparação de tecido conjuntivo. A regeneração periodontal é definida como a reprodução ou reconstituição de uma peça perdida ou ferida, de modo a que a forma e função das estruturas perdidas sejam restauradas. [9]

Estudos histológicos têm demonstrado que vários procedimentos periodontais cirúrgicos podem levar a diferentes padrões de cura. A cura pela formação de um longo epitélio juncional (**fixação epitelial**) é caracterizada por um epitélio fino interposto entre a superfície da raiz e o tecido conjuntivo gengival. A reparação do tecido conjuntivo (**nova fixação**) é representada por fibras de colagénio orientadas paralelamente ou perpendicularmente a uma superfície radicular previamente exposta a doença periodontal. Em contraste, a regeneração periodontal é caracterizada pela formação de novo cemento, ligamento periodontal funcionalmente orientado, osso alveolar e gengiva. [7]

Embora a cura da ferida seja um processo bastante ordenado, o tempo necessário para a sua conclusão depende do tamanho e volume do local da ferida, da disponibilidade de elementos de tecido apropriados no tecido adjacente não danificado e de outros factores. Com base em observações de cicatrização em feridas experimentais de incisão e excisão, principalmente na pele, a sequência de cicatrização é normalmente dividida em três fases sobrepostas.

1) Inflamação

2) Formação de tecido de granulação

3) Formação e remodelação de matrizes.[8]

De acordo com a descrição clássica de cicatrização de feridas, inicialmente existe uma reparação temporária caracterizada pela formação de um coágulo nos tecidos feridos. As células inflamatórias seguidas de fibroblastos e células endoteliais invadirão então o coágulo para formar um tecido de granulação, enquanto as células epiteliais migram para cobrir as superfícies desnudadas. Finalmente, a maturação da matriz do tecido cicatrizante é vista ao longo da contracção ou cicatrização. É importante mencionar que estas várias fases de cicatrização da ferida se sobrepõem um pouco no tempo.[6]

Daí que nesta dissertação de biblioteca tenha sido feita uma tentativa de recolher a literatura disponível relativa à cicatrização de feridas relacionada com várias modalidades de tratamento periodontal.

4

REVISÃO GERAL

Uma ferida foi definida como "uma perturbação da estrutura e função anatómica normal". Num ambiente normal, as feridas passam por um processo de reparação ordenado e atempado que resulta numa restauração sustentada da integridade anatómica e funcional.[10]Uma ferida ocorre quando a integridade de qualquer tecido é comprometida (por exemplo, ruptura da pele, lacerações musculares, queimaduras ou uma fractura óssea). Uma ferida pode ser causada como resultado de uma queda, de um procedimento cirúrgico, de uma doença infecciosa ou de uma condição patológica subjacente. Os tipos e causas de feridas são muito variados, e os profissionais de saúde têm várias formas diferentes de as classificar. Podem ser **crónicas**, tais como as úlceras de pele causadas por diabetes mellitus ou **agudas**, tais como um ferimento de bala ou uma mordida de animal.[10]

As feridas podem ser **abertas**, nas quais a pele foi comprometida e os tecidos subjacentes estão expostos ou **fechados**, nas quais a pele não foi comprometida, mas ocorreram traumas nas estruturas subjacentes.

O pessoal de emergência e os socorristas geralmente colocam feridas agudas numa das onze categorias11:

1. Abrasões, também chamadas raspas, que ocorrem quando a pele é esfregada por fricção contra outra superfície áspera (por exemplo, queimaduras de cordas e joelhos esfolados)
2. Avulsões ocorrem quando toda uma estrutura ou parte dela é arrancada à força, tais como a perda de um dente permanente ou de um lóbulo da orelha; as mordidas de animais podem causar avulsões
3. Contusões (contusões) são o resultado de um trauma forçado que fere uma estrutura interna sem partir a pele; golpes no peito, abdómen ou cabeça com um instrumento contundente (por exemplo, futebol ou punho) podem causar contusões
4. As feridas de esmagamento ocorrem quando um objecto pesado cai sobre uma pessoa, rachando a pele e estilhaçando ou rasgando as estruturas subjacentes
5. Os cortes são feridas cortantes feitas com um instrumento afiado, deixando até margens; talvez tão mínimas como um corte de papel ou tão significativas como uma incisão cirúrgica
6. Ferida com gancho de peixe: uma lesão causada por um gancho de peixe que fica incrustado em tecido mole
7. Ferida incisa: qualquer corte cortante em que os tecidos não sejam cortados; um corte limpo causado por um instrumento de corte afiado - a ferida pode ser asséptica ou infectada, dependendo das circunstâncias

8. Lacerações (lágrimas) são feridas separadoras que produzem bordas irregulares; são produzidas por uma força tremenda contra o corpo, quer de uma fonte interna como no parto, quer de uma fonte externa como um murro

9. Ferida aberta (contusão) na qual a pele também é quebrada, como um tiro, ferida incisada ou lacerada

10. Ferida penetrante na qual a pele é quebrada e o agente causador da ferida entra no tecido subcutâneo ou numa estrutura ou cavidade profunda deitada (o agente pode ser um prego, farpa ou espigão)

11. As punções são feridas profundas e estreitas produzidas por objectos cortantes como pregos, facas e vidro partido.

FASES DE CICATRIZAÇÃO DE FERIDAS4,8

Todas as feridas cicatrizantes prosseguem através de uma série de passos bem definidos durante o processo de reparação/regeneração após a lesão. A sequência de cicatrização (Figura.6) é normalmente dividida em três fases sobrepostas (Figura.1):

1. Inflamação

2. Formação de tecido de granulação

3. Formação e remodelação de matrizes

FASE I: A FASE INFLAMATÓRIA8

A fase inflamatória (Figura.2) começa no momento em que ocorre a lesão do tecido e na ausência de factores que prolonguem a inflamação dura 3-5 dias. Tem duas fases: **vascular** e **celular**. Os eventos vasculares entram em acção com uma vasoconstrição inicial dos vasos perturbados em resultado do tónus vascular normal.

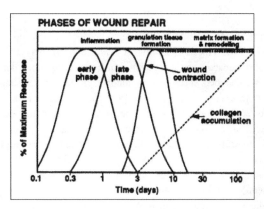

Figura.1. tabela de tempo esquemática da reparação de feridas dividida em fase inicial e final de inflamação, fase de formação de tecido de granulação, e fase de formação e remodelação de matriz.

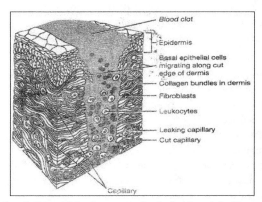

Figura.2. fase inflamatória da reparação de feridas. A ferida preenche-se com sangue coagulado, células inflamatórias e plasma.

A vasoconstrição abranda o fluxo de sangue para a área da lesão, promovendo a coagulação do sangue. Em poucos minutos a histamina e as prostaglandinas elaboradas pelos glóbulos brancos, causam vasodilatação e abrem pequenos espaços entre as células endoteliais, o que permite a fuga de plasma e a migração de leucócitos para tecidos intersticiais. A fibrina do plasma transudado causa obstrução linfática e o plasma transudado auxiliado por linfáticos obstruídos acumula-se na área da lesão, funcionando para diluir os contaminantes. A esta recolha de fluidos chama-se edema.

Os sinais cardeais de inflamação são vermelhidão, inchaço, com calor e dor (Celsius) e perda de função (Virchow). O calor e o eritema são causados por vasodilatação; o inchaço é causado pela transudação do líquido; a dor e a perda de função são causadas pela histamina, quininos e prostaglandinas libertadas pelos leucócitos. A fase celular da inflamação é desencadeada pela activação do complemento sérico por traumatismo tecidual. Os produtos de divisão do complemento C3a e C5a actuam como factores quimiotácticos e causam a aderência de neutrófilos aos vasos sanguíneos laterais (**marginação**) e depois migram através das paredes dos vasos (**diapedese**). Uma vez em contacto com material estranho, os neutrófilos libertam o seu conteúdo de lisossomas (**desgranulação**), o que funciona para destruir bactérias e outros materiais estranhos e digerir o tecido necrótico. A limpeza dos detritos é também auxiliada por monócitos, tais como macrófagos. Com o tempo, os linfócitos acumulam-se no local da lesão tecidual.

A fase inflamatória é por vezes referida como a **fase de atraso**, porque este é o período durante o qual não ocorre nenhum ganho significativo na força da ferida (porque está a ocorrer pouca deposição de colagénio). O material principal que mantém uma ferida unida durante a fase inflamatória é a fibrina, que possui pouca resistência à tracção.[4]

A fase inflamatória de cura é iniciada pelos neutrófilos infiltrando o coágulo de fibrina a partir das margens da ferida dentro de uma hora após a lesão, logo seguida pelos macrófagos. A principal função dos neutrófilos é a de destruir a ferida de células bacterianas contaminantes e tecido ferido através da fagocitose; enquanto que o macrófago, além disso, tem um papel na iniciação da reparação do tecido. A lesão inflamatória emerge na sua fase tardia à medida que o infiltrado de neutrófilos diminui gradualmente enquanto o influxo de macrófagos continua. Durante esta fase, o macrófago contribui para o processo de limpeza por fagocitose de neutrófilos e eritrócitos. Contudo, o macrófago também liberta uma série de moléculas biologicamente activas que recrutam células inflamatórias adicionais, bem como células fibroblásticas e endoteliais. Assim, o macrófago desempenha um papel essencial na transição da cura da inflamação para a formação de tecido de granulação.[8]

FASE II: FORMAÇÃO DE TECIDO DE GRANULAÇÃO/ FASE FIBROPLÁSTICA4,[8]

O influxo de fibroblastos e de capilares em crescimento inicia a fase de formação do tecido de granulação aproximadamente dois dias após a ferida. Os fibroblastos são responsáveis pela formação de uma matriz solta de colagénio, fibronectina e proteoglicanos. As células proliferam e migram na malha de fibrina (Figura.3) enquanto depositam nova matriz extracelular.[8]

Os filamentos de fibrina que são derivados da coagulação do sangue, cruzam feridas para formar uma malha sobre a qual os fibroblastos podem começar a depositar substância triturada e o tropocolagénio. Esta é a fase fibroplástica (Figura.4) da reparação de feridas. A substância triturada consiste em vários mucopolissacáridos, que actuam para cimentar as fibras de colagénio em conjunto. Os fibroblastos transformam células mesenquimais pluripotenciais locais e circulantes que começam a produção de tropocolagénio no terceiro ou quarto dia após a lesão do tecido. Os fibroblastos também secretam a fibronectina, uma proteína que desempenha várias funções. A fibronectina ajuda a estabilizar a fibrina, ajuda a reconhecer material estranho que deve ser removido pelo sistema imunitário, actua como factor quimiotáctico para os fibroblastos, e ajuda a guiar os macrófagos ao longo dos feixes de fibrina para uma eventual fagocitose de fibrina por macrófagos. A rede de fibrina é também utilizada por novos capilares, que brotam dos vasos existentes ao longo das margens da ferida e correm ao longo dos cordões de fibrina para atravessar a ferida. À medida que as fibroplasias continuam, com o aumento do crescimento de novas células, ocorre a fibrinólise, que é causada pela plasmina trazida pelos novos capilares para remover os cordões de fibrina que se tornaram desnecessários.

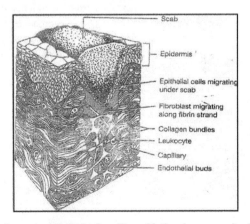

Figura.3. fase migratória da fase fibroplástica de reparação de feridas.

9

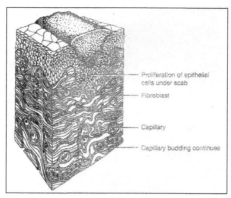

Figura.4. fase proliferativa da fase fibroplástica de reparação de feridas.

Os fibroblastos depositam o tropocolagénio, que é submetido a reticulação para produzir colagénio. Inicialmente, o colagénio é produzido em quantidades excessivas e é estabelecido de forma aleatória. A má orientação das fibras diminui a eficácia de uma dada quantidade de colagénio para produzir força na ferida, pelo que é necessária uma abundância excessiva de colagénio para fortalecer inicialmente a ferida cicatrizante. Apesar da má organização do colagénio, a força da ferida aumenta rapidamente durante a fase fibroplástica, que normalmente dura 2 a 3 semanas. Eventualmente, células e matriz alinham-se ao longo dos eixos radiais da ferida formando ligações célula-células e célula-matriz que geram uma tensão concertada resultando na contracção da ferida. Se uma ferida é colocada sob tensão no início das fibroplasias, tende a separar-se ao longo da linha inicial da lesão. Contudo, se a ferida fosse colocada sob tensão perto do fim das fibroplasias, abriria ao longo da junção entre colagénio antigo anteriormente nas margens da ferida e colagénio recém depositado. Clinicamente, a ferida no final da fase fibroplástica será rígida devido à quantidade excessiva de colagénio, eritematosa devido ao elevado grau de vascularização e capaz de resistir a 70%-80% da tensão do tecido não lesionado.[4]

FASE III: FORMAÇÃO E REMODELAÇÃO DE MATRIZES4,[8]

A fase de formação do tecido de granulação passa gradualmente para a terceira e última fase de cura em que o tecido recém-formado, rico em células, sofre maturação e subsequente remodelação (Figura.5) para satisfazer as exigências funcionais. Este processo continua durante meses ou mesmo anos.[8]

Durante esta fase, muitas das fibras de colagénio previamente colocadas ao acaso são destruídas à medida que são substituídas por novas fibras de colagénio, as quais são orientadas para resistir melhor às forças de tracção sobre a ferida. Além disso, a força da ferida aumenta lentamente mas não com a mesma magnitude de aumento observada durante a fase fibroplástica. A resistência da ferida nunca atinge mais de 80% a 85% da resistência do tecido não ferido. Devido à orientação mais eficiente das fibras de colagénio, são necessárias menos fibras; o excesso é removido, o que permite que a cicatriz amoleça. À medida que o metabolismo da ferida diminui, a vascularização diminui, o que diminui o eritema da ferida. A elastina encontrada na pele e ligamentos normais não é substituída durante a cicatrização da ferida, pelo que as lesões nesses tecidos causam uma perda de flexibilidade ao longo da área cicatrizada.

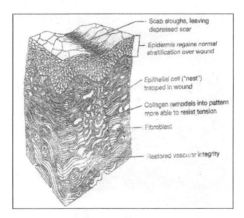

Figura.5. fase de remodelação da reparação de feridas. A estratificação epitelial é restaurada, o colagénio é remodelado em padrões organizados de forma mais eficiente, os fibroblastos desaparecem lentamente e a integridade vascular é restabelecida.

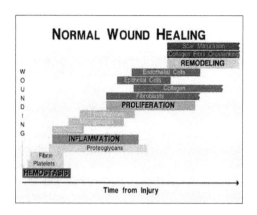

Figura.6.Sequência de eventos na cicatrização de feridas

Um processo final que começa perto do fim das fibroplasias e continua durante a parte inicial da remodelação, é a **contracção da ferida.** Na maioria dos casos, a contracção da ferida desempenha um papel importante na reparação da ferida, embora o mecanismo exacto que contrai a ferida ainda não esteja claro. Durante a contracção da ferida, os bordos de uma ferida migram uns para os outros. Numa ferida em que os bordos não estão em posição, a contracção da ferida diminui à medida que o tamanho da ferida.[4]

TIPOS DE CICATRIZAÇÃO DE FERIDAS

O tipo do processo de reparação/regeneração depende da natureza da ferida, da perda de tecido mole e da presença/ausência de infecção e está dividido em

I. CICATRIZAÇÃO DE FERIDAS PRIMÁRIAS[1,3]

CURA PRIMEIRA INTENÇÃO: União primária de uma ferida em que as extremidades do tecido incisado são aproximadas e mantidas até que ocorra a união (GPT-2001)[2]

Ocorre em feridas que o são:

- Limpo e não-infectado
- Incisado cirurgicamente
- Com perda mínima de tecido
- Aproximado facilmente com as suturas.

A SEQUÊNCIA DE EVENTOS EM UNIÃO PRIMÁRIA (Figura.7) SÃO

1. Hemorragia inicial

Imediatamente após a lesão, o espaço entre as superfícies aproximadas da ferida incisada é preenchido com sangue, que depois coagula e sela a ferida contra a desidratação e infecção.

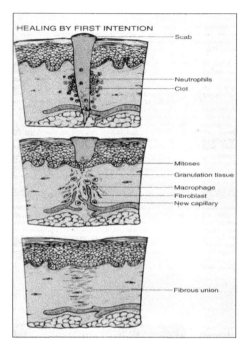

Figura.7. união primária da ferida cutânea.

2. Resposta inflamatória aguda

Isto ocorre em 24 horas com o aparecimento de polimorfos nas margens da incisão. Ao terceiro dia, os neutrófilos são largamente substituídos por macrófagos.

3. Mudanças epiteliais

A epiderme nas suas extremidades cortadas engrossa como resultado da actividade mitótica das células basais, e dentro de 24 a 48 horas, esporas de células epiteliais de ambas as extremidades migram e crescem ao longo das margens cortadas da derme, depositando componentes da membrana do porão à medida que se movimentam. Fundem-se na linha média, produzindo assim uma camada epitelial contínua mas fina. As células epidérmicas migradas separam a derme viável subjacente do material necrótico sobrejacente e do coágulo, formando uma crosta que mais tarde é fundida. Ao quinto dia, a epiderme recupera a sua espessura normal e as células de superfície diferenciadas produzem uma arquitectura epidérmica natural.

4. Organização

Ao terceiro dia, os fibroblastos invadem a área da ferida e ao quinto dia, começam a formar-se novas fibrilhas de colagénio que dominam e se tornam mais abundantes e fazem a ponte sobre a incisão até que a cicatrização esteja completa. Em quatro semanas, forma-se tecido cicatricial com elementos celulares, vasculares e algumas células inflamatórias e superfície epitelizada.

5. Pistas de sutura

Cada linha de sutura é uma ferida separada e incita os mesmos fenómenos que na cicatrização da ferida primária. Quando as suturas são removidas após 7 dias, grande parte do rasto de sutura epitelizado é anulado e o tecido epitelial remanescente no rasto é absorvido. A cicatriz formada numa ferida suturada é limpa devido à aposição fechada das margens da ferida. Por vezes o rasto de sutura fica infectado (**abcesso de sutura**) ou as células epiteliais podem persistir no rasto (**implante ou cisto epidérmico**).

II. SEGUNDO CUIDADO DO MUNDO (Figura.8) [1,3]

CURA POR SEGUNDA INTENÇÃO: Fechamento da ferida em que os bordos permanecem separados e a ferida cicatriza da base e dos lados através da formação de tecido de granulação(GPT-2001)[2]

Este tipo de cura tem lugar em feridas, que são:

■ Aberto com grande defeito de tecido, por vezes infectado

■ Ter extensas perdas de células e tecidos

■ A ferida não é aproximada por suturas cirúrgicas e é deixada em aberto.

AS SEQUÊNCIAS DE ACONTECIMENTOS EM UNIÃO SECUNDÁRIA SÃO:

1. Hemorragia inicial
Como resultado de lesão, o espaço da ferida é preenchido com sangue e coágulo de fibrina, que seca.

2. Fase Inflamatória
Há uma resposta inflamatória aguda inicial, seguida do aparecimento de macrófagos, que limpam os detritos.

15

3. Mudanças epiteliais

As células epidérmicas de ambas as margens da ferida proliferam e migram para a ferida sob a forma de esporas epiteliais até se encontrarem no meio e reepitelizarem completamente a fenda. No entanto, as células epiteliais proliferantes não cobrem completamente a superfície até que o tecido de granulação da base tenha começado a preencher o espaço da ferida. Desta forma, o tecido conjuntivo viável pré-existente é separado do material necrótico e do coágulo na superfície, formando uma crosta que é lançada fora. Com o tempo, o epitélio regenerado torna-se estratificado e queratinizado.

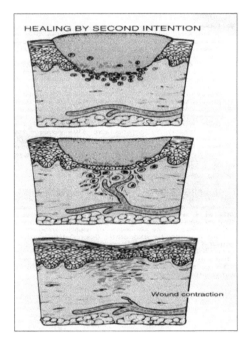

Figura.8. união secundária de feridas cutâneas.

4. Formação de tecido de granulação

A maior parte da cura secundária é por tecido de granulação. O tecido de granulação é formado pela proliferação do fibroblasto e da neo-vascularização a partir dos elementos viáveis adjacentes. O tecido de granulação recentemente formado é vermelho profundo, granular e muito frágil. Com o tempo, a cicatriz na maturação torna-se pálida e branca devido ao aumento do colagénio e à diminuição da vascularização.

5. Contracção de feridas

A contracção da ferida é uma característica importante da cicatrização secundária, não vista na cicatrização primária. A ferida contrai-se a um - terceiro a um - quarto do seu tamanho original por vários mecanismos. A contracção da ferida ocorre quando o tecido de granulação activa está a ser formado. Os eventos básicos na união secundária são semelhantes à união primária, mas diferem em:

1. Ter um grande defeito de tecido, que tem de ser colmatado. Os grandes defeitos dos tecidos têm intrinsecamente um maior volume de resíduos necróticos, exsudados e fibrina que devem ser removidos. Consequentemente, a reacção inflamatória é mais intensa, com maior potencial para lesões secundárias mediadas por inflamação.

2. Forma-se uma quantidade muito maior de tecido de granulação. Defeitos maiores dão origem a um maior volume de tecido de granulação para preencher as lacunas na arquitectura do estroma e fornecer a estrutura subjacente para o recrescimento do epitélio do tecido. Um maior volume de tecido de granulação resulta geralmente numa maior massa de tecido cicatrizado.

3. A cicatrização secundária exibe o fenómeno da contracção de feridas. Dentro de seis semanas, grandes defeitos cutâneos podem ser reduzidos a 5% a 10% do seu tamanho original, em grande parte por contracção. Este processo foi atribuído à presença de miofibroblastos (fibroblastos modificados) que exibem muitas das características ultra-estruturais e funcionais das células musculares lisas contráteis.[3]

4. A cura tem lugar a partir da base para cima, bem como a partir das margens para dentro. A cura por segunda intenção é lenta e resulta numa cicatriz grande, por vezes feia, em comparação com a cura rápida e a cicatriz limpa da união primária.

III. CURA DE TERCEIRA INTENÇÃO (ENCERRAMENTO PRIMÁRIO ATRASADO)[12]

Na cura por terceira intenção, a ferida é deixada temporariamente aberta, geralmente devido à contaminação. A ferida é então fechada após 4-7 dias, sendo a aproximação da ferida realizada através de enxerto ou rotação da aba.[12]

A contaminação bacteriana de uma ferida aberta atrasa o processo de cicatrização da ferida devido à libertação de toxinas bacterianas que provocam supuração da necrose e trombose. Uma ferida infectada é tratada primeiro com desbridamento repetido. Em seguida, realiza-se a remoção cirúrgica de tecido morto e necrosado e o desbridamento com drogas sistémicas e tópicas. O desbridamento ajuda a prevenir a infecção bacteriana de feridas abertas.[1] Nestes tipos de feridas, realiza-se o tipo de cicatrização tanto primária como secundária. Em todas estas categorias de cicatrização, o momento da cicatrização, o encerramento e as técnicas variam, mas os processos envolvidos e os factores que afectam a cicatrização são basicamente os mesmos.[12]

BIOLOGIA DA CICATRIZAÇÃO DE FERIDAS PERIODONTAIS

A maioria das formas de terapia periodontal causam lesões tanto no epitélio como no tecido conjuntivo que cicatrizam através de um dos seguintes factores:

REPARAÇÃO

A reparação restaura simplesmente a continuidade da gengiva marginal doente e restabelece um sulco gengival normal ao mesmo nível na raiz que a base da bolsa periodontal preexistente. Este processo chama-se cicatrização por cicatriz, pois a cicatrização ocorre sem resultar no ganho de fixação gengival ou altura óssea, mas detém a destruição óssea.[13]Repair é um processo em que na continuidade dos tecidos danificados é restaurado por novos tecidos que não reproduzem a estrutura e função dos tecidos originais.[14]Regeneração completa de um periodonto gravemente danificado pela periodontite é rara, e a maior parte da cicatrização após a terapia periodontal parece ocorrer por reparação.

REGENERAÇÃO

A regeneração é o processo pelo qual a arquitectura e função do tecido perdido é completamente renovada. Todos os tecidos não se podem regenerar sozinhos após uma lesão e a sua capacidade para o fazer varia com o tipo de lesão e de tecido para tecido.[14] A regeneração está a ocorrer mesmo durante a doença periodontal destrutiva. A maioria das doenças gengivais e periodontais são processos inflamatórios crónicos e, como tal, são lesões cicatrizantes. A regeneração faz parte da cicatrização. As bactérias e produtos bacterianos que perpetuam o processo da doença, juntamente com os exsudados inflamatórios resultantes, são prejudiciais para as células e tecidos regeneradores, impedindo assim a conclusão do processo de cicatrização. Ao remover a placa bacteriana e criar as condições para impedir a sua nova formação, o tratamento periodontal remove os obstáculos à regeneração e permite ao paciente beneficiar da capacidade regenerativa inerente dos tecidos. Um breve surto na capacidade regenerativa ocorre imediatamente após o tratamento periodontal, mas nenhum procedimento de tratamento local promove ou acelera a regeneração. A regeneração do periodonto é um processo fisiológico contínuo. Em condições normais, estão constantemente a formar-se novas células e tecidos para substituir os que amadurecem e morrem. Isto é designado por reparação do desgaste. Manifesta-se por (1) actividade mitótica no epitélio da gengiva e no tecido conjuntivo do ligamento periodontal, (2) a formação de novo osso, e (3) a deposição contínua de cemento.[13]

NOVO ESTRATÉGIO

Nova fixação é a incorporação de novas fibras do ligamento periodontal em novo cimento e a fixação do epitélio gengival a uma superfície dentária previamente desnudada pela doença.[13] É definida como a união do tecido conjuntivo ou epitélio com uma superfície radicular que foi privada do seu aparelho de fixação original. Esta nova ligação pode ser adesão epitelial ou adaptação ou fixação do tecido conjuntivo e pode incluir novo cemento.[15]

ESTRATÉGIA

O termo reimplante refere-se à reparação nas áreas de raiz não previamente expostas à bolsa, como após o descolamento cirúrgico dos tecidos ou na sequência de rasgos traumáticos no cemitério, fracturas dentárias ou o tratamento de lesões periapicais.[13]

ADAPTAÇÃO EPITELIAL

É a aposição próxima do epitélio gengival à superfície do dente, sem ganho em altura de fixação das fibras gengivais. A bolsa não é completamente obliterada, embora possa não permitir a passagem de uma sonda.[13]

CURA EPITELIAL

A migração e proliferação da célula epitelial são vistas dentro de 24 a 36 horas após a lesão nas margens da ferida. As células epiteliais movem-se efectivamente sobre o cório do tecido conjuntivo, por baixo da polibanda (faixa de neutrófilos), empregando fibrina superficial, colagénio residual de retículo e a matriz de tecido hidratado essencial como estratos sobre os quais viajar. O número de células epiteliais aumenta na ferida devido à migração e proliferação e eventualmente a ruptura do epitélio é selada. A cicatrização da ferida envolve migração, adesão, proliferação e diferenciação de vários tipos de células. Todas estas actividades são desencadeadas quando os mediadores de polipeptídeos se ligam aos seus receptores de superfície celular.[20] O modo de deslocação das células epiteliais é descrito como um tipo de movimento amebóide, com formação transitória de pseudopods para auto-pulsar as células. A taxa migratória celular é de aproximadamente, 0,5-1 mm de progresso lateral por dia. O padrão migratório celular tem sido comparado a uma "pista de lagarta" que é um fenómeno de rolagem.[14]

As células da camada espinhosa do epitélio lateralmente contíguo fornecem uma fonte progenitora, perdendo a aderência de contacto por dissolução do desmossoma, migrando sobre as células basais subjacentes e implantando-se sobre o tecido conjuntivo 'barrado'. À medida que as primeiras células o conseguem, são seguidas por células epiteliais comparáveis, as quais por sua vez rolam sobre elas e fixam-se (aderem) ao cório do tecido conjuntivo. A monocamada inicial de células espinosas implantadas torna-se a camada de células basais do epitélio da ferida e adquire gradualmente a morfologia e o potencial mitótico do epitélio basal. Quando a cobertura inicial pelo epitélio é fornecida, a migração cessa (inibição de contacto) como evento epitelizante primário e é suplantada pelo processo mitótico como meio de aumentar a espessura epitelial e a formação de pinos rete (na mucosa mastigatória).[14]

As células basais adjacentes à superfície da ferida espalharam-se inicialmente através da matriz da ferida, formando contactos adesivos através dos quais provavelmente geram a energia necessária para a migração. Elas dividem, aderem e continuam o processo de cicatrização. Assim que as células epiteliais migratórias entram em contacto com outras células epiteliais, a actividade migratória horizontal é inibida (inibição de contacto) e elas voltam ao seu fenótipo e função normal. Por esta razão, a diferenciação e estratificação começam apenas a algumas larguras de células afastadas da frente migratória. A aderência das células basais à matriz da ferida é mediada por integrinas.[16]

O envolvimento de células epiteliais no processo de cura não se limita ao restabelecimento da integridade do tecido. Estas células estão associadas a mais dois fenómenos. Primeiro, produzem isoladamente ou como resultado da interacção com mesênquima, **colagenase**, que é a enzima de decomposição do colagénio que inicia a eliminação do colagénio, regula a sua quantidade e também desempenha um papel no movimento epitelial. Para além das alterações na expressão da integrina, a **proteólise** é necessária para a migração celular através do coágulo e da matriz de fibrina e para a remodelação dos tecidos. As células inflamatórias e a maioria das outras células produzem várias metaloproteinases de matriz diferentes (MMPs) durante a cicatrização de feridas. Em feridas cutâneas, a migração de queratinócitos no bordo de ataque requer a plasmina enzimática fibrinolítica e o activador do plasminogénio tipo tecido (tPA) e o activador do

20

plasminogénio tipo urokinase (uPA) para activar a plasmina. A expressão de uPA, tPA, MMP-1 (também chamada colagenase intersticial), MMP-9 (gelatinase) e MMP-10 (estromelisina-2) é regulada para cima na margem da ferida. O movimento de queratinócitos requer a expressão MMP-1 e esta enzima também facilita a direccionalidade celular, a expressão MMP-1 é desligada quando a reepitelização está completa.[17]

CURA DO TECIDO CONJUNTIVO

Após uma lesão traumática ou cirúrgica, a cura é iniciada como parte das respostas inflamatórias imediatas e agudas. Um coágulo que normalmente fornece hemostasia quase imediatamente após a lesão forma também uma matriz rica em citocinas derivadas de plaquetas que estimula e facilita a cicatrização. Em contraste, o ciclo de "cicatrização" periodontal durante a patogénese da doença periodontal é principalmente pós-inflamatória e os elementos celulares que não as plaquetas fornecem sinais importantes neste processo. A reparação periodontal ocorre em fases sobrepostas de paragem da inflamação, angiogénese e fibrogénese.[13]

As células mononucleares gengivais (principalmente monócitos e macrófagos) são capazes de estimular a cura. A cura que ocorre dentro do periodonto pode ser regenerativa ou reparadora. Por exemplo, a substituição do tecido conjuntivo por tecido conjuntivo é regenerativa, mas a substituição do osso por tecido conjuntivo é reparadora.

CICATRIZAÇÃO APÓS FERIDA DÉRMICA VERSUS FERIDA CIRÚRGICA PERIODONTAL

Muitos dos eventos celulares e moleculares na cicatrização de feridas periodontais são semelhantes aos observados em feridas noutras partes do corpo, excepto que, nas feridas periodontais, existe uma interface de tecido mineralizado na junção de epitélio e tecido conjuntivo.Para compreender os eventos celulares na cicatrização de feridas (FIGURA.9) em feridas dérmicas e em feridas cirúrgicas periodontais, várias zonas são descritas na figura acima.

As zonas A representam os limites da ferida onde o epitélio (camada basal) irá migrar para a ferida durante a epitelização. Nesta borda, as células terão de dissolver a fixação da hemidesmosfera, desregulamentar a expressão dos receptores de integrina a6b4 (utilizados para ligar à lamina) e upregular os receptores de integrina $\alpha5\beta1$, $\alpha V\beta6$ e $\alpha V\beta5$ que são adequados para a adesão aos componentes da matriz provisória. Os factores de crescimento factor de crescimento epidérmico, transformando o factor de crescimento-α, o factor de crescimento epidérmico de ligação à heparina e o factor de crescimento de queratinócitos estão aqui envolvidos na estimulação da proliferação das células epiteliais.

A **zona B** representa inicialmente o coágulo de fibrina que consiste em plaquetas dentro de uma rede de fibras de fibrina reticuladas juntamente com fibronectina de plasma, vitronectina e trombospondina. Este coágulo de fibrina também serve de reservatório para muitos dos factores de crescimento. Segue-se o recrutamento de células inflamatórias na Zona B, resultando na fagocitose de detritos e bactérias.

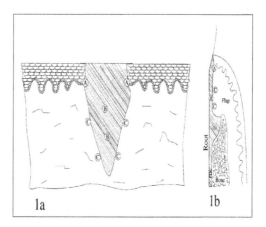

Figura. 9. Ilustração esquemática de alguns dos principais acontecimentos durante a cicatrização de feridas dérmicas e de feridas cirúrgicas periodontais. a. A Ferida Dérmica. b. Uma ferida periodontal cicatrizante com defeitos de infra-bono.

As **zonas C** representam os limites das feridas formadas pelo tecido conjuntivo. Aqui, os fibroblastos e as células endoteliais mostram proliferação em resposta a sinais específicos de crescimento que recebem à medida que a cicatrização da ferida progride. A degradação da matriz é observada nas zonas B e C em preparação para a migração destas células para a Zona B. Finalmente, o tecido de granulação forma-se na Zona B, seguido pela contracção da ferida e remodelação da matriz. No caso de feridas periodontais, a parte apical da Zona B pode ser povoada por células originárias do osso e do ligamento periodontal, enquanto a parte mais coronal da Zona B pode ser epitelizada.[6]

VARIÁVEIS DE CICATRIZAÇÃO DE FERIDAS8

ADESÃO DO VESTUÁRIO

A estabilidade da frágil fixação entre a superfície da raiz e a aba gengival proporcionada pelo coágulo de fibrina amadurecido é crucial para o resultado da cirurgia periodontal construtiva. A subsequente reparação do tecido conjuntivo à superfície da raiz parece criticamente dependente de uma ligação entre o coágulo de fibrina e a raiz. Foi demonstrado num modelo de replante dentário que, na ausência de uma fixação estável de fibrina, o defeito pode facilmente epitelizar. A importância da adesão do coágulo para a reparação periodontal após a cirurgia de retalho gengival foi recentemente elucidada numa série de estudos experimentais. A cura contra uma superfície dentinária completamente submersa tratada com a heparina anticoagulante foi seguida durante sete dias. A aplicação da heparina pode potencialmente interferir com a adesão do coágulo ao interagir no processo de coagulação ou ao prejudicar a adsorção das proteínas plasmáticas à superfície da dentina ou a ambas. A aderência do coágulo de fibrina à dentina tratada com heparina apareceu comprometida já no primeiro dia após o fecho da ferida, embora a maturação do coágulo e a formação do tecido de granulação tenham progredido normalmente durante o intervalo de cura de sete dias.[8]

Num estudo complementar, a heparina foi aplicada a superfícies radiculares em defeitos periodontais supraalveolares, em conjunto com a cirurgia de retalho gengival. Isto resultou numa reparação significativamente reduzida do tecido conjuntivo à superfície radicular, em comparação com os dentes de controlo tratados com soro fisiológico estéril que exibiam uma reparação quase completa do tecido conjuntivo. Aparentemente, o tratamento com heparina tinha comprometido a aderência do coágulo de fibrina, deixando a interface do retalho gengival superficial da raiz susceptível de rasgar devido a forças mecânicas funcionais que actuam sobre as margens da ferida. A ruptura da interface resulta na quebra da continuidade da ferida e na subsequente epitelização, que numa secção histológica é apreciada como um longo epitélio juncional.[8]

ESTABILIZAÇÃO DE FERIDAS

A estabilidade da ferida parece crítica para o resultado da cicatrização periodontal. Se as forças de tracção que actuam nas margens da ferida puderem ser controladas através de medidas de estabilização da ferida, tais como materiais de enxerto e implantes, técnicas específicas de adaptação e sutura de retalho ou membranas de barreira, a interface do retalho de superfície gengival da raiz pode sarar com a reparação do tecido conjuntivo.A reparação quase completa do tecido conjuntivo à superfície da raiz ocorreu em defeitos tratados com heparina apoiada em implantes, enquanto que defeitos não apoiados em implantes tratados com heparina epitelizados num estudo em que a gestão da ferida incluiu a inserção de um implante rígido poroso biodegradável como agente estabilizador da ferida entre a superfície da raiz e o retalho gengival em grandes defeitos periodontais supraalveolares. A presença do implante no local cirúrgico aliviou obviamente o coágulo de fibrina da tensão mecânica. A força da adesão do coágulo torna-se menos crítica se a estabilidade completa da ferida puder ser assegurada durante todo o período de cicatrização.[8]

Os melhores resultados obtidos quando um material de membrana é inserido sob a aba para orientar a regeneração do tecido conjuntivo também podem ser um efeito de estabilização da ferida. As membranas utilizadas, para além do efeito de exclusão celular, estabilizam a ferida e protegem a superfície da raiz aderente ao coágulo de fibrina das forças de tracção, projectando estas forças para o aspecto externo da membrana.[8]

CONDICIONAMENTO DA SUPERFÍCIE DA RAIZ

As superfícies radiculares expostas a uma bolsa periodontal podem abrigar células bacterianas, bem como os seus produtos citotóxicos. As superfícies radiculares que tenham sido expostas ao ambiente de uma bolsa periodontal e da cavidade oral podem ficar hipermineralizadas e, além disso, acumular material orgânico de origem exógena. Para além de um efeito citotóxico directo nas células hospedeiras, tais superfícies podem representar um substrato pobre para a adsorção de proteínas plasmáticas e subsequente adesão de fibrina. A presença de material antigénico residual pode também desencadear um aumento do recrutamento de neutrófilos durante a fase inicial de cicatrização com subsequente libertação de excesso de enzima proteolítica, o que poderia atrasar a maturação do coágulo de fibrina e assim reduzir a resistência à tracção da ferida.A reparação do tecido conjuntivo também parece depender do carácter da superfície da raiz, pois o condicionamento específico da superfície da raiz pode ditar o resultado da cicatrização. A reparação quase completa do tecido conjuntivo foi repetidamente demonstrada após a desmineralização da superfície radicular com ácido cítrico ou tetraciclina. Tal tratamento pode regular a adsorção de proteínas plasmáticas, aumentar a adesão do coágulo da ferida e estimular a deposição de colagénio contra a superfície da raiz.[8]

MEDIADORES BIOLÓGICOS PARA A REGENERAÇÃO PERIODONTAL

A reconstrução periodontal bem sucedida inclui a regeneração de múltiplos tecidos incluindo o cemento, ligamento periodontal, osso e gengiva. A produção ou regeneração de qualquer tipo de tecido é um processo biológico complexo em si mesmo, exigindo interacções intrincadamente reguladas entre células, factores de crescimento de acção local, hormonas sistémicas e factores de crescimento e os componentes da matriz extracelular em que estas entidades interagem.[18]

A chave para a regeneração dos tecidos é estimular uma série de eventos e cascatas num ponto, o que pode resultar na coordenação e conclusão da formação integrada dos tecidos. Foram utilizadas várias abordagens biológicas para a promoção da regeneração periodontal.[18]

Os modificadores biológicos são materiais ou proteínas e factores que têm o potencial de alterar o tecido hospedeiro de modo a estimular ou regular o processo de cicatrização da ferida. Exemplos clássicos de modificadores biológicos são factores de crescimento. Os modificadores biológicos têm o potencial de promover a regeneração dos tecidos periodontais através de uma variedade de interacções de tecidos celulares, incluindo a promoção - migração celular, fixação e subsequente disseminação de células no local local, proliferação celular, diferenciação celular e síntese matricial.[19]

FACTORES DE CRESCIMENTO18

Os factores de crescimento são proteínas que podem actuar localmente ou sistemicamente para afectar o crescimento e função das células de várias maneiras. Podem actuar de **forma autocrina**, onde as células que as produzem são também afectadas por elas; ou mais comummente, de **forma parácrina, de** tal modo que a produção de um factor de crescimento por um tipo de célula afecta a função de um tipo de célula diferente. Estes factores podem controlar o crescimento de células e, consequentemente, o número de células disponíveis para produzir um tecido. Vários factores de crescimento, como agentes individuais ou em combinações, foram examinados quanto ao seu potencial regenerativo periodontal.

O Factor de Crescimento derivado de plaquetas é uma molécula dimérica; existem vários subtipos que consistem em homodímeros ou heterodímeros do factor de crescimento A derivado de plaquetas e produtos do gene do factor de crescimento B derivado de plaquetas. Embora tenha sido originalmente identificado em plaquetas, muitos tipos de células (macrófagos, fibroblastos, células endoteliais, células musculares lisas) foram subsequentemente determinados para sintetizar o factor de crescimento derivado de plaquetas. Reciprocamente, muitos tipos de células diferentes, particularmente as de origem mesenquimatosa, respondem ao factor de crescimento derivado de plaquetas. O efeito primário do factor de crescimento derivado de plaquetas é o de um mitógeno, iniciando a divisão celular. Em estudos que utilizam tipos de células fibroblásticas, o factor de crescimento derivado de plaquetas tem sido caracterizado como um factor de competência. O PDGF-BB Recombinante está comercialmente disponível como GEM 21S. Um factor de competência classicamente é um factor de crescimento que torna uma célula competente para a divisão celular; um factor de progressão, tal como o factor de crescimento do tipo insulina-I ou dexametasona, é então necessário para induzir a mitose. Assim, em alguns sistemas, existe sinergia entre os factores de crescimento dos dois grupos.

O Factor de Crescimento da Insulina-I e o Factor de Crescimento da Insulina-II são factores de crescimento peptídeo com semelhanças bioquímicas e funcionais com a insulina. São mitogénicos e nos sistemas fibroblásticos parecem ser factores de progressão. Nos sistemas de células ósseas, os factores de crescimento da insulina estimulam tanto a proliferação de pré-osteoblastos como a diferenciação dos osteoblastos, incluindo a síntese de colagénio tipo I. O factor de crescimento da insulina aumenta tanto o número de células que sintetizam osso como a quantidade de matriz extracelular depositada por cada célula. Combinações de factor de crescimento derivado de plaquetas e factor de crescimento de insulina foram testadas em sistemas periodontais. Esta combinação poderia potenciar o crescimento dos múltiplos tipos de tecido, incluindo o ligamento periodontal e o tecido gengival, combinando uma competência e factor de progressão e osso através dos seus efeitos mitogénicos sobre as células precursoras ósseas.

As Proteínas Morfogenéticas Ósseas constituem uma grande família de factores regulamentares. **Urist** em 1965 relatou que o extracto proteico em locais não ósseos induziu a formação de nova cartilagem e tecido ósseo.[19] Originalmente descoberto com base na sua presença em extractos de osso indutivos, sabe-se agora que têm papéis fulcrais na patterização do embrião.[18] Os materiais osteoindutores são aqueles que contêm morfogéneos (exemplo de proteínas morfogenéticas ósseas), substâncias que iniciam o desenvolvimento de tecidos e sistemas de órgãos ao estimular células indiferenciadas a converter fenotípicamente.[20] Existem pelo menos 15 proteínas morfogenéticas ósseas diferentes identificadas até à data.[19] A proteína morfogenética óssea-2 (INFUSE) e a proteína morfogenética óssea-7 recombinante humana (também chamada proteína-1 osteogénica / OP-1) são ambas sintetizadas utilizando sistemas de expressão de células de mamíferos. As actividades celulares das proteínas recombinantes foram determinadas em vários sistemas celulares e os efeitos da proteína-2 e da proteína-7 morfogenética óssea humana recombinante parecem ser semelhantes. Embora sejam mitogénicas em alguns tipos de células, tais como as células derivadas de calvários de ratos, a sua actividade primária parece ser a de diferenciação.[18]

A proteína-2 morfogenética óssea é um homodímero dissulfídico e desempenha um papel fundamental na diferenciação dos osteoblastos. A proteína-2 morfogenética óssea é agora produzida pela tecnologia do ADN recombinante. Vários investigadores relataram regeneração periodontal favorável ao utilizar a proteína-2 morfogenética óssea humana recombinante com vários portadores. Contudo, alguns efeitos secundários, como a reabsorção dentária, também foram observados, pelo que a proteína-2 morfogenética óssea humana recombinante não foi considerada como aplicável para utilização em terapia periodontal. A combinação da proteína-2 morfogenética óssea humana recombinante num portador de esponja de colagénio absorvível (proteína-2 morfogenética óssea humana recombinante / esponja de colagénio absorvível) está agora disponível comercialmente como InFuse Bone Graft e é aplicada para o aumento ósseo para a elevação dos seios e implantes dentários.[21]

Para além destas actividades, as proteínas morfogenéticas ósseas são quimiotáticas para alguns tipos de células da linhagem osteoblástica. As proteínas morfogenéticas ósseas são os únicos factores conhecidos capazes de induzir a formação óssea em locais extraesqueléticos, causando aparentemente a diferenciação das células derivadas do tecido mole em células produtoras de osso.[18] A característica mais notável das BMPs é a capacidade de induzir a formação óssea ectópica.[22] Esta actividade torna as proteínas morfogenéticas ósseas um candidato óbvio para a regeneração do osso alveolar. São também necessárias para o desenvolvimento embrionário do esqueleto e dos dentes, bem como de muitos outros tipos de órgãos e tecidos. Assim, podem também ter efeitos directos no adulto na regeneração de outros aspectos da formação de tecido periodontal. De facto, as proteínas morfogenéticas ósseas têm demonstrado afectar a expressão fenotípica das células do ligamento periodontal.[18]

As proteínas morfogenéticas ósseas são os únicos morfogéneos encontrados nas espécies de mamíferos e são detectados não só no embrião, mas também no desenvolvimento ósseo pós-fetal.[20]

Transforming Growth Factors (α, β) foram nomeados pela primeira vez pela sua capacidade de estimular o crescimento independente de fibroblastos de ancoragem. A TGF-α partilha a homologia estrutural com o factor de crescimento epidérmico (EGF), de tal forma que se ligam ao mesmo receptor e exercem uma actividade biológica semelhante de estímulo à proliferação de células basais epidérmicas.[19] O factor de crescimento transformador-β é um factor de crescimento multifuncional estruturalmente relacionado com as proteínas morfogenéticas ósseas, mas funcionalmente bastante diferente. É sintetizado por muitos tipos de células (plaquetas, células ósseas) e afecta a função de quase todos os tipos de células tecidulares examinados. O factor de crescimento transformador-β demonstrou ser quimiotáxico para as células ósseas, e pode aumentar ou diminuir a sua proliferação, dependendo do estado de diferenciação das células, condições de cultura e concentração do factor de crescimento transformador- β aplicado. Na maioria dos estudos, aumenta a função diferenciada dos osteoblastos e dos precursores osteoblastos. In vivo, produz cartilagem ou osso novo se injectado na proximidade do osso. No entanto, não induz nova formação óssea quando implantada longe de um sítio ósseo.[18]

O Factor de Crescimento Epidérmico (EGF) é uma proteína de cadeia única, 53-amino-ácido, com um amplo espectro de actividade. O EGF e a TGF-α estão estruturalmente relacionados e possuem propriedades semelhantes. As principais fontes de EGF são urina e glândulas salivares, embora também tenha sido isolada das glândulas e plaquetas de Brunner, bem como dos líquidos cefalorraquidianos e amnióticos. In vitro, o EGF estimula a síntese de DNA e o crescimento celular numa grande variedade de células (incluindo as de origem epitelial, endotelial e mesodérmica). O EGF estimula a produção de prostaglandinas e induz a reabsorção óssea em culturas de calvários neonatais de ratos. Investigações utilizando diferentes modelos animais têm relatado que a aplicação tópica de EGF a córneas abruptas, feridas de espessura parcial, feridas de espessura total e queimaduras superficiais aumenta significativamente a reepitelização e a cicatrização de feridas. A lenta libertação de EGF de esponjas implantadas subcutaneamente estimulou a proliferação de fibroblastos e a angiogénese, bem como a formação de tecido de granulação.[23]

Os Factores de Crescimento Fibroblastos são membros de uma família de pelo menos nove produtos genéticos relacionados. Nomeado pelos seus efeitos promotores gerais de crescimento na maioria dos tipos de células fibroblásticas, também estimula a angiogénese, a cicatrização de feridas e a migração celular. Estudos sobre os efeitos do factor de crescimento do fibroblasto em tipos celulares individuais mostraram que este pode estimular a migração e proliferação celular endotelial e do ligamento periodontal. Também estimula a replicação de células ósseas, mas sob algumas condições pode inibir a síntese matricial pelas células ósseas. O factor de crescimento do fibroblasto in vivo demonstrou aumentar a formação óssea e acelerar a taxa de reparação das fracturas.[18]

Plasma rico em plaquetas (PRP) - Foi proposta a utilização de plasma rico em plaquetas como fonte de factores de crescimento na regeneração óssea e periodontal.[24] A utilização de plasma rico em plaquetas é uma das estratégias disponíveis para modular e melhorar a cicatrização periodontal. O processo de preparação de plasma rico em plaquetas envolve a separação e concentração de plaquetas do sangue autólogo.[21] Nesta abordagem, o sangue autólogo é retirado e separado em três fracções: plasma pobre em plaquetas (cola de fibrina ou adesivo); plasma rico em plaquetas e glóbulos vermelhos. As plaquetas são enriquecidas em 338% na preparação de plasma rico em plaquetas. Recentemente, análises mais detalhadas do plasma rico em plaquetas indicaram a presença adicional de factor de crescimento básico do fibroblasto-2, factor de crescimento epidérmico e factor de crescimento endotelial vascular. Esta mistura de factores de crescimento no plasma rico em plaquetas estimula putativamente a proliferação de fibroblastos e células do ligamento periodontal, formação de matriz extracelular e neovascularização. Além disso, o plasma rico em plaquetas pode suprimir a libertação de citocinas e limitar a inflamação, promovendo assim a regeneração dos tecidos. O plasma rico em plaquetas também contém uma alta concentração de fibrinogénio. Em uso clínico, cálcio e trombina são adicionados à preparação de plasma rico em plaquetas para activar a clivagem proteolítica do fibrinogénio em fibrina. A formação de fibrina inicia a formação de coágulos, que por sua vez inicia a cicatrização da ferida. Embora muitos relatos de casos atribuam uma melhor cicatrização a estes factores de crescimento, é questionável se as concentrações utilizadas são adequadas para obter resultados clinicamente mensuráveis. O nível do factor de crescimento derivado das plaquetas é 3000 vezes inferior à concentração necessária para a regeneração periodontal. Uma possibilidade é que a cicatrização melhorada seja o resultado de um efeito sinérgico entre os vários factores de crescimento encontrados na mistura, em combinação com o efeito anti-inflamatório do plasma rico em plaquetas. Em alternativa, a cura epitelial acelerada pode ser o resultado da presença de um coágulo de fibrina, que estabiliza a matriz cicatrizante precoce.[24]

Factores relacionados com o Cementum - Tem sido relatado que o Cementum tem o potencial de promover a regeneração periodontal através de factores de crescimento e os seus efeitos são modulados através de alterações na expressão genética e vias de sinalização a jusante. Carmona- Rodriguez et al. relataram que a proteína derivada do cementoblastoma humano, que é altamente expressa nos cementoblastos, pode regular a diferenciação local dos cementoblastos e a mineralização cemento-matriz e participar na regeneração do osso alveolar e do cemento a partir de células não osteogénicas. Também é relatado que os mediadores inflamatórios têm efeitos na regeneração do tecido periodontal envolvendo cementoblastos.[21]

O Factor de Crescimento Endotelial Vascular (VEGF) estimula a produção de células endoteliais de proteases e activadores de plasminogénio que degradam a membrana do porão do vaso e permitem a proliferação e migração das células endoteliais. A família VEGF compreende seis proteínas relacionadas: VEGF-A,

VEGF-B, VEGF-C, VEGF-D, VEGF-E e o factor de crescimento da placenta. O membro mais estudado da família VEGF é o VEGFA, que existe sob a forma de múltiplas formas de emendas. Embora as células endoteliais sejam o principal alvo VEGF, VEGF também modula o recrutamento, sobrevivência e actividade dos osteoblastos e osteoclastos. Para além de expressarem os receptores VEGF, os osteoblastos respondem e secretam VEGF. Assim, VEGF actua directamente sobre os osteoblastos para promover a migração, proliferação e diferenciação dos osteoblastos de uma forma autocrítica. VEGF é também um mediador de muitos factores osteoindutores, incluindo a transformação do factor de crescimento-β1, o factor de crescimento do tipo insulina-I e o factor de crescimento do fibroblasto-2, que upregulam a expressão VEGF nos osteoblastos. Para além dos efeitos directos do VEGF nos osteoblastos, VEGF também influencia indirectamente os osteoblastos através dos seus efeitos nas células endoteliais. VEGF estimula a produção, pelas células endoteliais, de factores anabólicos (formação óssea) para os osteoblastos. Portanto, os efeitos directos e indirectos de VEGF na diferenciação dos osteoblastos podem melhorar sinergicamente a formação óssea.[25]

Em geral, o impacto de uma entrega tópica de factores de crescimento a feridas periodontais demonstrou ser promissor mas insuficiente para a promoção de uma engenharia previsível de tecidos periodontais. As proteínas de factores de crescimento uma vez entregues ao local alvo, tendem a sofrer de instabilidade e diluição rápida, presumivelmente devido a ruptura proteolítica, endocitose mediada pelo receptor e solubilidade do veículo de entrega. Devem ser considerados diferentes métodos de entrega do factor de crescimento.[22]

Um novo sistema polimérico foi relatado por Richardson e colegas que permitiu a entrega de dois ou mais factores de crescimento específicos do tecido, com uma dose e taxa de entrega controladas. A dupla entrega do factor endotelial vascular juntamente com o factor de crescimento derivado das plaquetas formam um único andaime de polímero estrutural, resultando na rápida formação de uma rede vascular madura.[22]

BMP-7 também conhecida como proteína osteogénica 1, estimula o regeneratrion ósseo à volta dos dentes e implantes dentários endósseos e em procedimentos de aumento do seio maxilar.[22]

EFEITOS DOS FACTORES DE CRESCIMENTO UTILIZADOS PARA A REGENERAÇÃO PERIODONTAL[19, 22]

FACTOR DE CRESCIMENTO	EFEITOS				
Factor de crescimento derivado de plaquetas	Migração, proliferação e matriz não colágena síntese de células mesenquimais				
Insulina como factor de crescimento-1	Migração celular, proliferação, diferenciação e síntese matricial				
Factor de crescimento de insulina ike -2	Proliferaçã o, síntese	diferenciaç ão	e	aument ar	ADN
Factor de crescimento-alfa transformador	Estimula a cura epitelial				
Factor de crescimento fibroblasto-2	Proliferação e fixação de células endoteliais e células do ligamento periodontal				
Factor de crescimento transformador... beta	Proliferação de cementoblastos e periodontais fibroblastos ligamentares				
Proteína morfogenética óssea	Diferenciação de osteoblastos, diferenciação de células do ligamento periodontal em osteoblastos				
Derivado de matriz de esmalte	Proliferação, síntese de proteínas e formação de nódulos minerais em células do ligamento periodontal, osteoblastos e cementoblastos				

31

PROTEÍNAS DE MATRIZ EXTRACELULAR E FACTORES DE FIXAÇÃO

Uma variedade de proteínas e outros componentes de matriz extracelular controlam onde as células migram, como aderem e como funcionam.

As amelogeninas são uma família de proteínas de matriz extracelular que regulam o início e crescimento dos cristais de hidroxiapatite durante a mineralização do esmalte. A expectativa é que este material oriente a formação do cemento, com base na evidência circunstancial de que, durante o desenvolvimento embrionário, estas proteínas de esmalte estão envolvidas na formação da dentina.[18] As proteínas de matriz de esmalte, principalmente a amelogenina, são secretadas pela bainha epitelial da raiz de Hertwig durante o desenvolvimento dentário e induzem a formação do cemento acelular. Acredita-se que estas proteínas favorecem a regeneração periodontal. Um derivado proteico de matriz de esmalte obtido a partir do desenvolvimento de dentes de suínos foi aprovado pela U.S. food and drug administration (FDA) e comercializado sob o nome comercial Emdogain. O material é um gel vicioso constituído por proteínas derivadas do esmalte dos gomos dos dentes num líquido de polipropileno; 1 ml de uma solução veículo é uma mistura com um pó e entregue por seringa no local do defeito. Noventa por cento das proteínas desta mistura é amelogenina, sendo as restantes principalmente prolinas não amelogeninas, tuftelina, proteína de tufo, proteínas de soro, ameloblastin e amelin.[13]

Estudos têm sugerido que as proteínas de matriz de esmalte têm características que poderiam melhorar a regeneração periodontal. As proteínas da matriz do esmalte promovem a fixação das células ósseas e a sua propagação e aumentam a proliferação de células ósseas mais imaturas, ao mesmo tempo que estimulam a diferenciação de células ósseas mais maduras. A cicatrização de feridas in vitro demonstrou que a derivada da matriz de esmalte melhorava a cicatrização de feridas de fibroblastos de células do ligamento periodontal humano. Não é osteoindutivo, mas é osteopromotivo na medida em que estimula a formação óssea quando combinado com aloenxertos ósseos desmineralizados secos por congelação.[13]

O efeito primário esperado da derivada da matriz do esmalte é a regeneração do cemento; contudo, também foi demonstrado que a exposição das células do ligamento periodontal à derivada da matriz do esmalte resulta num aumento da proliferação celular, na síntese total de proteínas e no aumento do número de formação de nódulos mineralizados.[18] A utilização de um derivado proteico da matriz de esmalte Emdogains (EMD) como nova alternativa de tratamento para a regeneração periodontal, estimula a fixação e proliferação dos fibroblastos do ligamento periodontal (PDL), acelera a cicatrização precoce das feridas e promove a cicatrização gengival e vascularização. Clinicamente, a aplicação de DME mostrou que a DME facilita a regeneração e é superior ao flap de acesso apenas em defeitos intra-bósseis.[26] Embora as amelogeninas constituam a maioria da proteína em derivado da matriz do esmalte, é provável que este extracto contenha moléculas reguladoras de crescimento adicionais, uma vez que outros factores de crescimento, incluindo as proteínas morfogenéticas ósseas, foram encontrados dentro da matriz dentária.[18]

A fibronectina é uma grande glicoproteína presente no soro e produzida por uma grande variedade de tipos de células. A sua principal função é ajudar na fixação das células à matriz extracelular, desempenhando assim um papel fundamental na regeneração dos tecidos e na cicatrização de feridas. A maioria dos tipos de células tecidulares requer a presença de uma matriz extracelular para uma função totalmente diferenciada e a fibronectina é uma molécula que tem demonstrado ajudar na interacção entre esta matriz celular e a matriz. Na cicatrização periodontal, a aplicação de fibronectina foi associada à desmineralização da superfície da raiz.A razão é que a desmineralização irá expor as fibras de colagénio dentro da superfície da raiz e a fibronectina irá facilitar a interacção dos fibroblastos gengivais e do dente. Desta forma, a fixação do tecido conjuntivo pode ser aumentada.[18]

Pepgen P-15, um material de regeneração periodontal, é um análogo sintético de uma sequência de 15-aminoácidos do tipo - colagénio I. É um polipéptido de ligação celular utilizado em combinação com uma matriz de hidroxiapatite de origem bovina anorgânica. Esta combinação parece melhorar os resultados regenerativos ósseos da matriz apenas em defeitos periodontais.[13]

REGULADORES NEGATIVOS DA INFLAMAÇÃO

No processo de cura pós-inflamatório, o encerramento dos processos inflamatórios e o início da cura pós-inflamatória é orquestrado por leucócitos. Alguns dos sinais anti-inflamatórios importantes gerados pelos leucócitos incluem o antagonista do receptor IL-1 (lL-lra) e o factor de crescimento transformador beta (TGF). Outras citocinas que deprimem uma resposta inflamatória incluem a IL-4, IL-10, e IL-11. Nos tecidos periodontais inflamados, os macrófagos são uma fonte de IL-Ira, enquanto que os neutrófilos, macrófagos, mastócitos e linfócitos produzem TGF[13]

Angiogénese (FIGURA.10)

Tanto a IL- interleucina - β) como a TNF- a (factor de necrose tumoral) fazem a ponte entre a inflamação e a cura, participando em ambos os processos como

33

factores angiogénicos. Embora o TNF-a seja conhecido pela sua citotoxicidade, a molécula também pode induzir a proliferação endotelial. Os factores angiogénicos são feitos por células do monócito/macrofago lineage.[27] FGF-1 e -2 (FGF ácido e básico), o factor de crescimento das células endoteliais vasculares (VEGF), TGF-angiogenina, angiotropina, angiopoientinas e o factor de crescimento dos hepatócitos são fortemente angiogénicos.[17]

Citoquinas fibrogénicas

IL-1a e IL-1 estão indirectamente envolvidas na indução da proliferação de fibroblastos e síntese de colagénio, estimulando a produção de PGE2 ou a libertação de citocinas secundárias, tais como o factor de crescimento derivado de plaquetas (PDGF). É produzido por numerosas células e tecidos, incluindo endotélio, músculo liso vascular e macrófagos e activa fibroblastos e osteoblastos, resultando na indução da síntese de proteínas. Os PDGF estão relacionados estrutural e funcionalmente com o factor de crescimento endotelial vascular (VEGF), um factor importante na proliferação endotelial. VEGF é uma glicoproteína produzida por muitas células, incluindo monócitos, macrófagos e é também induzida por factores anti-inflamatórios como o TGF-13 A síntese de colagénio fibroblasto é activada pelo TGF- e factor de crescimento do tecido conjuntivo (CTGF). O TGF- também parece induzir a transformação do fibroblasto em miofibroblasto e o TGF- e o PDGF participam na contracção da ferida.17

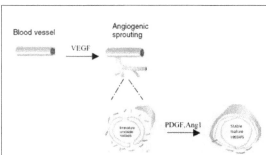

Figura.10. Formação de vasos sanguíneos via angiogénese.

Outras citocinas fibrogénicas que podem desempenhar um papel incluem o factor de crescimento básico do fibroblasto (bFGF), TGF-a e TNF-a que são produzidas principalmente por células da linhagem monocyte e dentro do periodonto. bFGF é produzido principalmente por células do ligamento periodontal (PDL) e endotélio.[13]

Papel das Interleukins, Matrix Metalloproteinases e Prostaglandinas13

A IL-1 é produzida principalmente por macrófagos ou linfócitos activados, mas também pode ser libertada por outras células, incluindo mastócitos, fibroblastos, queratinócitos, e células endoteliais. O LPS bacteriano é um potente activador da produção de macrófagos IL-1, enquanto que o TNF-α e a própria IL-1 também podem activar a produção de macrófagos IL-1. A IL-1 é encontrada em duas formas activas, IL-1α e IL-1β codificada por genes separados. Ambas são potentes moléculas pró-inflamatórias e são os principais constituintes do que em tempos foi chamado "factor de activação osteoclasta". A família IL-1 também inclui o antagonista do receptor IL-1 (IL-lra), que ligará o receptor IL-1 sem estimulação da célula hospedeira. As metaloproteinases de matriz (MMPs) são consideradas como proteinases primárias envolvidas na destruição do tecido periodontal por degradação das moléculas de matriz extracelular. As MMPs são uma família de enzimas proteolíticas que degradam moléculas de matriz extracelular, tais como colagénio, gelatina e elastina. As prostaglandinases são metabolitos de ácido araquidónico gerados por ciclooxigenases (COX- 1, COX-2). O ácido araquidónico é um ácido gordo polinsaturado de 20 carbonos encontrado na membrana plasmática da maioria das células. O COX-2 é upregulado pela IL-1/3, TNF-α e LPS bacteriano e parece ser responsável pela geração da prostaglandina PGE2 que está associada à inflamação. As células primárias responsáveis pela produção da PGE2 no periodonto são macrófagos e fibroblastos. A PGE 2 é aumentada em sítios periodontais que demonstram inflamação e perda de fixação. A indução de MMPs e reabsorção óssea osteoclástica é induzida pela PGE2.

MEDIADORES DO METABOLISMO ÓSSEO

Vários outros agentes que afectam o crescimento do osso têm sido utilizados, quer como agentes individuais quer em combinação com um dos factores de crescimento, para aumentar a regeneração periodontal. As prostaglandinas e outros eicosanóides têm papéis múltiplos no metabolismo ósseo e os efeitos de muitos factores de crescimento e citocinas dependem da síntese endógena de prostaglandinas. Por exemplo, a interleucina-1 e o factor de necrose tumoral-α estimulam a produção de prostaglandinas pelas células ósseas e acredita-se que tenham um papel na perda óssea após a diminuição do estrogénio. São geralmente considerados como activadores da reabsorção óssea e são importantes mediadores da perda óssea na doença periodontal, bem como na artrite reumatóide. No entanto, têm também efeitos positivos e negativos na formação óssea. A nível celular, as prostaglandinas são mitogénicas para os osteoblastos e estimulam a diferenciação, mas podem diminuir a síntese matricial por osteoblastos diferenciados. Estudos demonstraram que as prostaglandinas aumentam a formação óssea periosteal e endosteal, sugerindo a possibilidade de aumento do osso alveolar com este agente.[18]

Os bisfosfonatos (PB) são análogos químicos do pirofosfato e são conhecidos por inibirem a reabsorção óssea osteoclástica. Estudos demonstraram que a aplicação sistémica ou tópica do alendronato (ALN) foi altamente eficaz na redução da reabsorção óssea alveolar após cirurgia de retalho mucoperiosteal. Relatórios mais recentes sugeriram uma possível associação entre o uso sistémico de ALN e a osteonecrose avascular do maxilar, portanto, existem limitações no uso sistémico de ALN para o tratamento de doenças periodontais. Além disso, vários estudos propuseram que os procedimentos cirúrgicos periodontais estimulam a actividade osteoclasta com diferentes graus de perda da crista alveolar.[28]ALN, um aminobisfosfonato, é um potente inibidor da reabsorção óssea mediada por osteoclastia e é utilizado para o tratamento de doenças ósseas, osteoporose e doença de Paget do osso. O ALN parece afectar a prenilação proteica nos osteoclastos através da inibição da via do mevalonato, que está envolvida na síntese do colesterol. Além disso, a função osteoclasta pode ser alterada pela produção de um factor inibidor do osteoclasto secretado pelos osteoblastos após exposição à ALN. Os bisfosfonatos, que são compostos caracterizados por uma ligação fosfato-carbono-fosfato em vez da ligação fosfato-oxigénio-fosfato do pirofosfato, parecem ser resistentes à hidrólise.[28]

Os mecanismos de acção da PA foram compilados e elaborados por Tenenbaum et al. Foram investigados vários modos de acção incluindo a inibição mediada pela PA do desenvolvimento de osteoclastos, indução da apoptose osteoclástica, redução da actividade, prevenção do desenvolvimento de osteoclastos a partir de precursores hematopoiéticos e estimulação da produção de um factor inibidor do osteoclastos. Foi também demonstrado que a ALN provocou um aumento dos níveis de cálcio intracelular numa linha celular semelhante ao osteoclastos.

Outros investigadores expuseram várias linhas celulares de sarcoma a várias BPs de segunda geração e observaram uma desregulação da reabsorção óssea que se correlacionava com a inibição das metaloproteinases de matriz. Outros dados mostram que a revogação da produção de interleucina-6 por PA em células osteoblásticas humanas pode ocorrer, o que também pode afectar a actividade osteoclástica. Estudos demonstraram que as PA não só induzem os osteoblastos a secretar inibidores da reabsorção mediada por osteoclasto, mas também estimulam a formação de precursores osteoblastos e nódulos mineralizados, promovendo assim a osteoblastogénese precoce.[29]

ACTIVIDADES ANTI-INFLAMATÓRIAS E ÓSSEAS

Na cicatrização do osso alveolar, a regeneração do osso dentro de um defeito pode claramente ocorrer. Existem pelo menos três formas pelas quais o sistema imunitário pode induzir a cicatrização óssea: bloqueio da activação do osteoclasto por citocinas, bloqueio da formação do osteoclasto e activação do osteoblasto.[27]

Bloqueio da Citocina - Activação Osteoclasta Induzida

As células NK e Th1 T podem produzir IFN-y que podem inibir a diferenciação e proliferação dos osteoclastos. O principal efeito do IFN- y parece ser a inibição da IL-1 e TNF- uma activação osteoclasta induzida. Outra citocina que inibe a reabsorção óssea osleoclástica é a IL-Ira que é produzida por células monócitas e derivadas de monócitos e está estruturalmente relacionada com IL- IL- 1 e TNF-a. A IL-Ira antagoniza os efeitos osteoclásticos de todas as três.[27]

Bloqueio da formação Osteoclast

Os osteoclastos parecem permanecer activos durante cerca de 10 dias antes de desaparecerem, possivelmente através da divisão em células mononucleares. O TGF- é um potente inibidor da formação dos osteoclastos. Portanto, ao bloquear a formação de osteoclastos, é possível causar uma acentuada diminuição da actividade osteoclástica no prazo de 10 dias. Embora os monócitos possam servir como fonte de TGF-β, o mesmo pode acontecer com a própria matriz óssea. A matriz óssea contém TGF- que é libertada pela reabsorção osteoclástica.[27]

Activação de Osteoblastos

O PDGF, e os factores de crescimento semelhantes à insulina I e II (IGF-I e IGF-II) são potentes mitógenos de células ósseas. Os factores semelhantes à insulina induzem o crescimento osteoblasto, diferenciação, síntese de colagénio tipo I e geração de fosfatase alcalina.[27]

AVANÇOS RECENTES NA MELHORIA DA CICATRIZAÇÃO DE FERIDAS

ENGENHARIA DE TECIDOS

A engenharia de tecidos, originalmente proposta pela Langer & Vacanti, é a utilização de combinações de células, moléculas de sinalização e andaimes (Figura.11) para melhorar ou substituir funções biológicas. Além disso, estudos recentes indicaram que a neoangiogénese também é necessária para fornecer a nutrição necessária para manter as células transplantadas, especialmente para tecidos mesenquimais.[21] **A engenharia de tecidos** é uma área contemporânea de investigação biomédica aplicada destinada a desenvolver procedimentos e biomateriais para o fabrico de novos tecidos para substituir tecidos danificados e baseia-se em princípios de biologia celular, biologia do desenvolvimento e ciência dos biomateriais. Os principais requisitos para produzir um tecido artificial são os níveis apropriados e a sequenciação de sinais regulamentares, a presença e o número de células progenitoras reactivas, uma matriz extracelular ou construção portadora apropriada e um fornecimento de sangue adequado.[30]

O conceito de engenharia de tecidos na periodontia começou com a regeneração guiada de tecidos, uma abordagem mecânica que utiliza membranas não reabsorvíveis/resorvíveis para regenerar defeitos periodontais. Na cicatrização de feridas, o processo natural de cicatrização resulta geralmente na cicatrização ou reparação de tecidos. Utilizando a engenharia de tecidos, o processo de cicatrização da ferida é manipulado para que a regeneração dos tecidos ocorra. Esta manipulação envolve geralmente um ou mais dos seguintes três elementos-chave: as moléculas de sinalização, andaime ou matrizes e células de suporte.[24]

As células estaminais são as células de fundação de todos os órgãos e tecidos do corpo, incluindo o periodonto. Uma célula estaminal tem duas características definidoras: (i) a capacidade de auto-renovação indefinida para dar origem a mais células estaminais e (ii) a capacidade de se diferenciar num número de células filhas especializadas para desempenhar uma função específica.

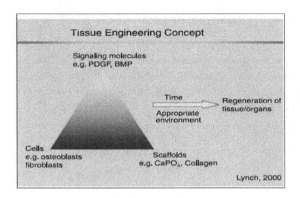

Figura.11. A engenharia de tecidos é a manipulação de um ou mais dos três elementos: moléculas de sinalização, andaimes, ou células.

Uma célula estaminal pode dividir-se assimetricamente, caso em que uma das duas células-filhas retém as características da célula estaminal enquanto a outra se destina à especialização em condições específicas. Uma **célula estaminal pluripotente** pode diferenciar-se em todos os tipos de células do corpo, enquanto que uma **célula estaminal multipotente** pode diferenciar-se ao longo de várias linhagens em muitos tipos de células diferentes. Existem dois tipos principais de células estaminais - células estaminais embrionárias e células estaminais adultas - que são classificadas de acordo com a sua origem e potencial de diferenciação. **As células estaminais embrionárias humanas**, derivadas da massa celular interna dos blastocistos, são células estaminais pluripotentes capazes de se diferenciarem em células das três camadas germinativas do corpo adulto. As células estaminais embrionárias humanas têm sido derivadas principalmente de blastocistos de reserva criados por fertilização in vitro. As linhas de células estaminais embrionárias humanas são únicas na medida em que podem ser mantidas num estado indiferenciado in vitro por um período de tempo indefinido, mantendo a sua capacidade de diferenciação em todos os tipos de células especializadas do corpo. As **células estaminais adultas ou específicas de tecidos** encontram-se na maioria dos tecidos fetais e adultos. Têm sido derivadas de tecidos que se reabastecem continuamente. Pensa-se que as células estaminais adultas funcionam na manutenção e reparação a longo prazo dos tecidos, substituindo as células que estão feridas ou perdidas. São geralmente células estaminais multipotentes que podem formar um número limitado de tipos de células correspondentes aos seus tecidos de origem. A fonte mais comum de células estaminais adultas é a medula óssea, que contém células estaminais hematopoiéticas e células do estroma da medula óssea ou estroma mesenquimatoso/células estaminais (Figura.12).[31]

ENGENHARIA DE TECIDOS PERIODONTAIS

Na medicina dentária, a identificação de populações de células estaminais mesenquimais, tanto de tecidos dentários como não dentários, apresentou possibilidades interessantes para a aplicação da engenharia de tecidos, bem como de terapias baseadas em genes. Estas técnicas têm o potencial de conduzir ao desenvolvimento de novas estratégias para a terapia periodontal regenerativa.[31]

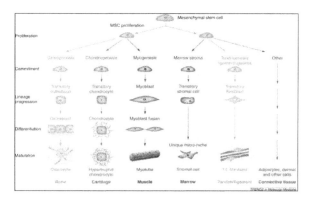

Figura.12. As células estaminais mesenquimais (CEM) têm o potencial de seguir caminhos variáveis e de se diferenciarem em vários tipos de células

Uma potencial abordagem de engenharia de tecidos à regeneração periodontal (Figura.13) envolve a incorporação de células progenitoras e mensagens instrutivas numa construção tridimensional pré-fabricada e subsequente implantação da construção no local do defeito. Esta abordagem pode ultrapassar uma falha importante associada aos procedimentos regenerativos convencionais, porque o recrutamento de células progenitoras e factores de crescimento é negado e a cura pode ser melhorada. Foram aplicadas estratégias de engenharia de tecidos para reconstruir o aparelho periodontal danificado, quer através da reiteração do desenvolvimento dentário baseado na recombinação de tecidos epiteliais e mesenquimais, quer através da sementeira de células em andaimes de biomateriais. A técnica de recombinação de tecidos visa replicar interacções chave recíprocas entre o epitélio dentário e o ectomesênquima durante a odontogénese para regenerar o periodonto perdido.[31]

Andaime ou matrizes de apoio

Matrizes de suporte para engenharia óssea e de tecidos moles incluíram aloenxertos ósseos processados, polímeros sintéticos e naturais, cerâmica sintética, colagénio bovino tipo I e sulfato de cálcio. Os principais papéis para as matrizes de suporte são:

1. Fornecer apoio físico à área de cicatrização para que não haja colapso do tecido circundante no local da ferida. Exemplos disto seriam os aloenxertos ósseos e cerâmicas sintéticas como o fosfato tricálcico.

2. Servir como uma barreira para restringir a migração celular de forma selectiva. Isto é melhor exemplificado pelos princípios da regeneração guiada dos tecidos e da regeneração guiada dos ossos onde são utilizados politetrafluoroetileno não reabsorvível e polilactato reabsorvível, ácido poliglicólico e sulfato de cálcio.

3. Para servir de andaime para a migração e proliferação celular. Exemplos incluem a matriz de colagénio. Potencialmente, este andaime pode ser ainda melhorado através da definição selectiva dos tipos de células a que é permitido fixar e proliferar nesta matriz com a adição de adesinas e integrinas.

4. Para potencialmente servir como mecanismo de libertação de tempo para as moléculas de sinalização.[24]

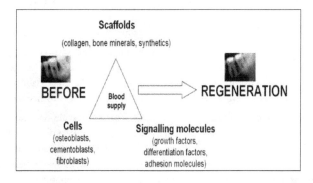

Figura.13. Representação esquemática do conceito de engenharia de tecidos para regeneração periodontal.

A composição, organização e distribuição da matriz extracelular é diversa, dependendo dos tipos de tecidos e da fase de desenvolvimento. A matriz extracelular consiste em proteínas e glicoproteínas tais como colágenos, laminas, fibronectina, e proteoglicanos e também o ácido hialurónico polissacarídeo. Vários factores de crescimento e citocinas são conjugados à matriz extracelular, tais como o factor de crescimento fibroblástico-2, a interleucina-6, o factor de crescimento derivado de plaquetas e o factor de crescimento transformador - β. Esta co-localização actua como uma reserva de factores de crescimento e pode reduzir a degradação do factor de crescimento, protegendo-os do microambiente local, ao mesmo tempo que facilita a apresentação dos factores de crescimento aos receptores de superfície celular. Vários estudos relataram papéis para a matriz extracelular na proliferação celular, migração, diferenciação. Para fins de engenharia de tecidos, a matriz extracelular é necessária para actuar como um andaime de fixação celular e para modular a proliferação e diferenciação celular. O andaime ideal para gerar novos tecidos deve também ser biodegradável e não tóxico. Existem duas classes de materiais de matriz extracelular utilizados na engenharia de tecidos - natural e sintética. **Materiais derivados naturalmente, tais** como colagénio e matrigel, têm algumas vantagens sobre os **andaimes sintéticos**. Estes materiais são biodegradáveis e possuem sítios de ligação celular conhecidos. As matrizes sintéticas mais comuns são vários polímeros sintéticos degradáveis e a hidroxiapatita cerâmica.[32]

TERAPIA DE GÊNERO

Entre as principais limitações associadas à utilização de factores de crescimento e diferenciação encontram-se as suas curtas semi-vidas biológicas (minutos a poucas horas). Uma vez aplicados, estes factores estão sujeitos a ruptura proteolítica e problemas de ligação dos receptores e dependem da estabilidade do sistema portador.[24] Além disso, um fenómeno interessante a considerar ao utilizar estes factores é que os eventos induzidos que levam à regeneração periodontal ou formação óssea ocorrem muito depois de as moléculas sinalizadoras já não estarem presentes. A terapia génica pode ser utilizada para o fornecimento local prolongado destes factores.[16] A aplicação de factores de crescimento por transferência genética proporciona uma maior sustentabilidade do que a aplicação de uma única proteína. A terapia génica pode alcançar uma maior biodisponibilidade dos factores de crescimento dentro das feridas periodontais, o que pode proporcionar um maior potencial regenerativo. A terapia génica envolve a transferência de informação genética para células-alvo, o que lhes permite sintetizar uma proteína de interesse para tratar doenças. [22]

Recentemente, a entrega do gene do factor de crescimento derivado de plaquetas foi realizada através da transferência bem sucedida do gene do factor de crescimento derivado de plaquetas para o cementoblasto e outros tipos de células periodontais. Estudos demonstraram que a entrega do gene do factor de crescimento derivado das plaquetas estimulou mais actividade do cementoblasto do que uma única aplicação do factor de crescimento derivado das plaquetas recombinantes.[24]

LASERS

Os lasers têm sido cada vez mais utilizados na odontologia moderna há mais de 30 anos. Uma vasta gama de lasers tais como CO_2, Nd:Yag, e Er:Yag são utilizados no campo da periodontologia para ablação de tecidos moles e duros, desintoxicação das superfícies radiculares, desbridamento de bolsas, eliminação bacteriana e várias abordagens cirúrgicas (**Cobb 2006**). Apesar da utilização comum destes lasers cirúrgicos de alta potência, existe um outro tipo de lasers menos conhecido chamado lasers de baixo nível. Estes lasers funcionam na gama dos miliwatt com comprimentos de onda no espectro vermelho ou quase infravermelho (400-900 nm) (**Qadri et al 2005**). Os lasers de baixo nível não cortam nem aglutinam os tecidos. O princípio básico da terapia laser de baixo nível (LLLT) baseia-se na biostimulação ou no efeito de biomodulação.[33]

A energia emitida por um laser é essencialmente uma luz de uma cor (**monocromática**) e de um comprimento de onda. Os fotões que compõem o feixe de energia são emitidos como uma luz coerente (em fase), unidireccional, monocromática que pode ser colimada num feixe intensamente focado que exibe pouca divergência. O feixe de energia focado irá interagir com um material alvo ao ser absorvido, reflectido ou disperso. No caso de tecidos biológicos, a energia do laser é absorvida pelos tecidos da superfície do alvo e só exibirá dispersão em casos de penetração profunda dos tecidos. A energia da luz absorvida é convertida em calor e constitui um evento fototérmico. Dependendo de vários parâmetros, a energia absorvida pode resultar em simples aquecimento, coagulação ou excisão e incisão através da vaporização dos tecidos. Os parâmetros variáveis que afectam a absorção de energia incluem comprimento de onda de emissão, potência (watts), forma de onda (contínua ou pulsada), duração do impulso, energia/pulso, densidade energética, duração da exposição, potência de pico do impulso, angulação da ponta de fornecimento de energia à superfície alvo e propriedades ópticas do tecido.[34]

A **bioestimulação consiste no** facto de a irradiação num comprimento de onda específico ser capaz de alterar o comportamento celular (**Walsh 1997, Damante et al 2004, Hopkins et al 2004, Posten et al 2005**). Este efeito é conseguido actuando na cadeia respiratória mitocondrial celular (**Silveria et al 2007**) ou nos canais de cálcio de membrana. Esta acção promove subsequentemente um aumento do metabolismo e proliferação celular (**Khadra et al 2005**). Dados in vitro e in vivo sugerem que o LLLT facilita a mobilidade das células fibroblasto e queratinócitos (**Yu et al 1996, Walsh 1997, Kreisler et al 2003**), síntese de colagénio (**Pinheiro et al 2005**), angiogénese e libertação de factores de crescimento (**Tuby et al 2006**), o que leva a um aumento da cicatrização de feridas.[33]

Os lasers de baixo nível (LLLs) não cortam ou ablacionam os tecidos (**Walsh

1997, Reddy 2004). A terapia executada com tais lasers é frequentemente chamada "terapia LLL" (LLLT) ou "terapia terapêutica com lasers", enquanto que a terapia tem sido referida como "bioestimulação" e "biomodulação". Tem sido relatado que a bioestimulação com laser induz alterações metabólicas intracelulares, resultando em divisão celular mais rápida, taxa de proliferação, migração de fibroblastos e rápida produção de matriz. Além disso, a capacidade do LLLT de promover uma resposta favorável à cicatrização dos tecidos moles tem sido descrita em vários estudos experimentais e em alguns estudos clínicos. Algumas metanálises recentes da literatura sobre o potencial do tratamento com laser de baixa energia revelaram um efeito positivo altamente significativo na cicatrização de feridas em geral e um encurtamento significativo do tempo de cicatrização.[26]

Várias fontes de luz, incluindo hélio-neon, rubi, diodo e arsenieto de gálio, foram utilizadas para fornecer LLLT sob diferentes condições, tais como para o tratamento da mucosite (**Lara et al 2007**), parestesias (**Khullar et al 1996**) e perturbações da ATM (**Venancio et al 2005**). Além disso, o LLLT tem sido utilizado para promover a cura de feridas e reduzir a dor após gengivectomia (**Damante et al 2004, Amorim et al 2006**), cirurgia endodôntica (**Kreisler et al 2004**), tratamento ortodôntico (**Turhani et al 2006**) e como coadjuvante após tratamento periodontal não cirúrgico (**Kreisler et al 2005, Qadri et al 2005**).[33]

Estudos sugerem que a aplicação de LLLT pode acelerar a cura de feridas aumentando a motilidade dos queratinócitos humanos e promovendo a epitelização precoce, aumentando a proliferação de fibroblastos e a síntese de matrizes e melhorando a neovascularização. Foi também demonstrado que a expressão de factores de crescimento de fibroblastos por macrófagos e fibroblastos é aumentada após a aplicação de LLLT (**Tuby et al 2006**). Outro efeito do LLLT na cicatrização de feridas é o de aumentar a taxa de revascularização, pois sabe-se que a cicatrização bem sucedida de feridas após cirurgia periodontal é fortemente influenciada pela taxa de revascularização (**Donos et al 2005**).[33]

A cura acelerada após ferimentos induzidos por laser tem sido relatada, mas geralmente envolve aplicações não periódicas e a utilização de lasers macios (baixo nível de energia de um díodo hélio-neon). As provas indirectas de cura acelerada por irradiação laser de baixa energia são oferecidas por **Crespi et al.**, que utilizaram o laser CO_2 num modo desfocado após exposição de retalho cirúrgico de envolvimentos de furcação induzidos experimentalmente e relataram indução de novos ligamentos periodontais, cimento e osso em furcações de Classe III num modelo experimental de cão. Vários estudos relataram que as feridas induzidas por laser mostram uma tendência decrescente para a contracção de cicatrizes em comparação com as cirurgias tradicionais de bisturi.[34]

A maioria dos estudos que examinaram as taxas de cicatrização de feridas induzidas por laser envolveram o CO2, Nd:YAG ou comprimentos de onda dos díodos. Estudos relativos ao laser de CO2 relatam que a cicatrização dos tecidos moles é globalmente mais lenta, inicialmente mais lenta mas igual aos 14 dias ou equivalente em comparação com uma ferida de bisturi convencional. Uma comparação da cicatrização de feridas após irradiação pelo laser Nd:YAG e CO2 indica que as feridas induzidas por laser CO2 na mucosa oral, orofaríngea e laríngea cicatrizaram significativamente mais rápido do que as criadas pelo laser Nd:YAG, mas ambas cicatrizam mais lentamente do que a ferida induzida pelo bisturi convencional. A cura atrasada de feridas com laser Nd:YAG em comparação com incisões de bisturi também foi relatada por **Romanos et al,** mas apenas quando se utilizam 3 W de potência e uma taxa de pulso de 20-Hz. A cura foi equivalente para feridas de bisturi e Nd:YAG quando o laser foi utilizado com uma potência inferior de 1,75 W e 20 Hz.[34]

Em particular, os resultados obtidos no **estudo de Kreisler (2003)** revelaram que uma luz de 809 nm LLL tinha um efeito estimulante sobre a proliferação de fibroblastos PDL. No período de cura pós-operatória, os locais aplicados LLLT produziram menos dor e inchaço. A capacidade do LLLT de exercer efeitos analgésicos tem sido historicamente uma aplicação clínica importante da técnica e há relatos que têm demonstrado efeitos de redução da dor do LLLT para a patologia peri-apical após tratamento do canal radicular e dor pós extracção.[34]

O único risco físico no LLLT é o risco de lesões oculares. Embora nunca tenha sido relatada a sua ocorrência, o risco de danos oculares deve ser considerado, especialmente quando se utiliza um feixe invisível e colimado (paralelo). Os óculos de protecção adequados devem ser usados pelo dentista e pelo doente. Como os lasers terapêuticos estão bem acima do espectro ionizante, não há risco de alterações cancerígenas.[26]

Contudo, a utilização de LLLT ainda não foi amplamente aceite pela comunidade médica e dentária devido à falta de um número suficiente de ensaios clínicos controlados.[33]

FACTORES QUE AFECTAM A CURA

No periodonto, como noutras partes do corpo, a cicatrização é afectada por vários factores locais e sistémicos.[13] Há uma série de factores gerais que podem influenciar a taxa de cicatrização das feridas da cavidade oral. Embora a interferência com o fenómeno normal de cicatrização não seja uma ocorrência comum, as causas possíveis devem ser reconhecidas pelo dentista.[35]

FACTORES LOCALES

1. LOCALIZAÇÃO DA FONTE - A localização específica de uma ferida é importante e pode modificar a taxa de cicatrização. Feridas numa área em que existe um bom leito vascular cicatrizam consideravelmente mais rapidamente do que as feridas numa área relativamente avascular. A imobilização da ferida é também importante na reacção de cicatrização. Se a ferida estiver numa área sujeita a movimentos constantes de modo a que a formação do novo tecido conjuntivo seja continuamente perturbada, a cicatrização será retardada.[35]

2. FACTORES FÍSICOS - O trauma grave no tecido é obviamente um dissuasor para a cura rápida da ferida. Sob certas situações, no entanto, uma ligeira lesão traumática pode na realidade favorecer o processo de cicatrização. Por exemplo, é bem reconhecido que uma segunda ferida infligida no local de uma ferida inicial de cicatrização cicatriza mais rapidamente do que a ferida inicial ou única. A temperatura local da área de uma ferida influencia a taxa de cicatrização, provavelmente através do efeito na circulação local e multiplicação celular. Assim, na hipertermia ambiental, a cicatrização da ferida é acelerada, enquanto que na hipotermia a cicatrização é retardada.[35]

3. INFECÇÃO - Foi demonstrado que as feridas que estão completamente protegidas de irritação bacteriana cicatrizam consideravelmente mais lentamente do que as feridas que estão expostas a bactérias ou outras irritações físicas leves. Lattes e os seus colaboradores mostraram que a infecção bacteriana das feridas suprimiu o efeito inibidor da cortisona na fibroplasia. É óbvio, contudo, que a infecção bacteriana grave retarda a cicatrização das feridas.[35]

4. PRESENÇA DO CORPO ESTRANGEIRO - A presença de corpos estranhos numa ferida é responsável pelo atraso da ferida. O material estranho é tudo o que o sistema imunitário do organismo hospedeiro vê como "non self", incluindo bactérias, sujidade, material de sutura e assim por diante. Os materiais estranhos causam três problemas básicos. **Primeiro**, as bactérias podem proliferar e causar uma infecção na qual as proteínas bacterianas que destroem o tecido hospedeiro são libertadas. **Segundo**, o material estranho não bacteriano actua como um refúgio para as bactérias, protegendo-as das defesas do hospedeiro e promovendo assim a infecção. **Terceiro**, o material estranho é frequentemente antigénico e pode estimular uma reacção inflamatória crónica que diminui as fibroplasias.[4,13]

5. HAEMATOMA - A hemorragia a partir de uma transecção ou gotejamento difuso das superfícies desnudadas interfere com a cura das estruturas subjacentes. A realização de hemostasia completa antes do encerramento da ferida ajuda a prevenir a formação de um hematoma no pós-operatório. A recolha de sangue ou soro no local da ferida fornece um meio ideal para o crescimento de microrganismos que causam infecção. Além disso, os hematomas podem resultar em necrose de abas sobrejacentes.[5]

6. TISSUE NECROTIC - O tecido necrótico de uma ferida causa dois problemas. **O primeiro** é que a sua presença serve de barreira ao crescimento de células reparadoras. A fase inflamatória é então prolongada enquanto os glóbulos brancos são engatados para remover os resíduos necróticos através dos processos de lise enzimática e fagocitose. O **segundo** problema é que, semelhante ao tecido necrótico de material estranho, serve de nicho protegido para as bactérias. O tecido necrótico inclui frequentemente sangue que se recolhe numa ferida, onde pode servir como uma excelente fonte nutritiva para as bactérias.[4]

7. TISSUE TRAUMA - A minimização do trauma cirúrgico nos tecidos ajuda a promover uma cicatrização mais rápida e deve ser uma consideração central em cada fase do procedimento cirúrgico, desde a colocação da incisão até à sutura da ferida. Devidamente planeada, a incisão cirúrgica é apenas suficientemente longa para permitir uma pressão óptima e um espaço cirúrgico adequado. A incisão deve ser feita com um golpe limpo e consistente de pressão aplicada uniformemente. A dissecção do tecido afiado e os retractores cuidadosamente colocados minimizam ainda mais a lesão do tecido. As suturas são úteis para manter o tecido cortado em posição até que a ferida tenha cicatrizado o suficiente. Contudo, as suturas devem ser usadas judiciosamente, uma vez que têm a capacidade de aumentar o risco de infecção e são capazes de estrangular os tecidos se aplicadas com demasiada força.[5]

8. PERFUSÃO DE TISSUE - A má perfusão dos tecidos é uma das principais barreiras à cura, tanto quanto a tensão de oxigénio dos tecidos impulsiona a resposta de cura. O oxigénio é necessário para a hidroxilação da prolina e lisina, a polimerização e ligação cruzada de fios de procollagen, transporte de colagénio, replicação de fibroblastos e células endoteliais, morte efectiva de leucócitos, angiogénese e muitos outros processos. A hipoxia relativa na região da lesão estimula uma resposta fibroblástica e ajuda a mobilizar outros elementos celulares de reparação. Níveis muito baixos de oxigénio actuam em conjunto com o ácido láctico produzido pela infecção de bactérias para baixar o pH dos tecidos e contribuir para a sua decomposição. Segue-se a lise celular, com libertação de proteases e glicosidases e subsequente digestão da matriz extracelular. A circulação local deficiente também dificulta o fornecimento de nutrientes, oxigénio e anticorpos à ferida. Os neutrófilos são afectados porque necessitam de um nível mínimo de tensão de oxigénio para exercer o seu efeito bactericida. O movimento retardado de neutrófilos, opsoninas e outros mediadores da inflamação para o local da ferida diminui ainda mais a eficácia do sistema de defesa fagocitário e permite a proliferação de bactérias colonizadoras. A síntese de colagénio depende do fornecimento de oxigénio ao local, o que por sua vez afecta a resistência à tracção da ferida. A maioria dos problemas de cicatrização associados à diabetes mellitus, irradiação, aterosclerose de pequenos vasos, infecção crónica e estado cardiopulmonar alterado podem ser atribuídos à isquemia local dos tecidos. A microcirculação da ferida após a cirurgia determina a capacidade da ferida de resistir à contaminação bacteriana inevitável. O tecido tornado isquémico por manipulação grosseira ou dissecado por cautério ou secagem prolongada ao ar, tende a ser mal perfumado e susceptível à infecção. Da mesma forma, a isquemia tecidual produzida por suturas apertadas ou mal colocadas, abas mal concebidas, hipovolemia, anemia e doença vascular periférica afectam negativamente a cicatrização da ferida. O tabagismo é um contribuinte comum para a diminuição da oxigenação dos tecidos. Após cada cigarro, a vasoconstrição periférica pode durar até uma hora; assim, um maço por dia, o fumador permanece hipóxico dos tecidos durante a maior parte de cada dia. O fumo também aumenta a carboxihemoglobina, aumenta a agregação plaquetária, aumenta a viscosidade do sangue, diminui a deposição de colagénio e diminui a formação de prostaciclina, o que afecta negativamente a cicatrização de feridas. A optimização do doente, no caso dos fumadores, pode exigir que o doente se abstenha de fumar por um mínimo de uma semana antes e depois dos procedimentos cirúrgicos. Outra forma de melhorar a oxigenação dos tecidos é a utilização de terapia com oxigénio hiperbárico sistémico (HBO) para induzir o crescimento de novos vasos sanguíneos e facilitar o aumento do fluxo de sangue oxigenado para a ferida.[5]

9. RADIATION INJURY - A radiação terapêutica para tumores de cabeça e pescoço produz inevitavelmente danos colaterais nos tecidos adjacentes e reduz a sua capacidade de regeneração e reparação. Os processos patológicos de lesão por radiação começam de imediato; contudo, as características clínicas e histológicas podem não se tornar aparentes durante semanas, meses ou mesmo anos após o tratamento. As respostas celulares e moleculares à irradiação de tecidos são imediatas, dependentes da dose e podem causar consequências tanto precoces como tardias. Os danos no ADN provocados pela radiação ionizante levam à morte de células mitóticas na primeira divisão celular após a irradiação ou dentro das primeiras divisões. As alterações agudas precoces são observadas dentro de algumas semanas após o tratamento e envolvem principalmente células com uma elevada taxa de rotação. A resposta inflamatória é largamente mediada por citocinas activadas pela lesão provocada pela radiação. Em geral, a resposta tem as características da cicatrização da ferida; ondas de citocinas são produzidas numa tentativa de curar a lesão provocada pela radiação. As citocinas levam a uma resposta adaptativa no tecido circundante, causam infiltração celular e promovem a deposição de colagénio. Os danos na vasculatura local são exacerbados pela adesão leucocitária às células endoteliais e a formação de trombos que bloqueiam a luz vascular, privando ainda mais as células que dependem dos vasos.[5]

Os sintomas agudos acabam por começar a diminuir à medida que as células constituintes recuperam gradualmente as suas capacidades proliferativas. Estes sintomas iniciais podem não ser aparentes em alguns tecidos, tais como os ossos, onde os efeitos progressivos cumulativos da radiação podem precipitar a ruptura aguda dos tecidos muitos anos após a terapia. Os efeitos tardios da radiação são permanentes e directamente relacionados com doses mais elevadas. O colagénio hialiniza e os tecidos tornam-se cada vez mais fibróticos e hipóxicos devido à vasculite obliterativa e a susceptibilidade dos tecidos à infecção aumenta de forma correspondente. Quando estas alterações ocorrem, são irreversíveis e não mudam com o tempo. A possibilidade de cura complicada após cirurgia ou lesão traumática no tecido irradiado deve ser sempre antecipada. A deiscência da ferida é comum e a ferida cicatriza lentamente ou de forma incompleta. Mesmo traumas menores podem resultar em ulceração e colonização por bactérias oportunistas. Se o doente não conseguir montar uma resposta inflamatória eficaz, pode seguir-se uma necrose progressiva do tecido. Devido à relativa hipoxia no local irradiado, é necessário trazer tecido com fornecimento de sangue intacto para fornecer tanto oxigénio como as células necessárias para a inflamação e cicatrização. A obliteração progressiva dos vasos sanguíneos torna os ossos particularmente vulneráveis. Após traumatismo dos tecidos moles devido a reacção inflamatória, a cicatrização não ocorre porque a medula irradiada não pode formar tecido de granulação.[5]

10. VESTIMENTOS PERIODONTAIS - Na maioria dos casos, após a realização de procedimentos periodontais cirúrgicos, a área é coberta com um pacote cirúrgico. Em geral, os pensos não têm propriedades curativas; ajudam à cura através da protecção do tecido em vez de fornecerem "factores de cura". O pacote minimiza a probabilidade de infecção pós-operatória e hemorragia, facilita a cicatrização ao prevenir traumas superficiais durante a mastigação e protege contra a dor induzida pelo contacto da ferida com alimentos ou língua durante a mastigação.[13]

FACTORES SISTÉMICOS

1. IDADE - As feridas em pessoas mais jovens cicatrizam consideravelmente mais rapidamente do que as feridas em pessoas idosas e a taxa de cicatrização parece estar em proporção inversa à idade do paciente. A causa está provavelmente relacionada com a redução geral da taxa de metabolismo dos tecidos à medida que a pessoa envelhece, o que por si só pode ser uma manifestação de diminuição da eficiência circulatória.[35]

O declínio na resposta de cura resulta da redução gradual do metabolismo dos tecidos à medida que se envelhece, o que por sua vez pode ser uma manifestação de diminuição da eficiência circulatória. O principal componente da resposta de cicatrização na pele ou mucosa envelhecida é deficiente ou danificada com lesões progressivas. Como resultado, os radicais oxidativos livres continuam a acumular-se e são prejudiciais para as enzimas dérmicas responsáveis pela integridade da composição dérmica ou mucosa. Além disso, o suporte vascular regional pode ser sujeito a deterioração extrínseca e descompensação de doenças sistémicas, resultando numa fraca capacidade de perfusão. Contudo, na ausência de condições sistémicas comprometedoras, as diferenças de cura em função da idade parecem ser pequenas.[5]

2. NUTRITION - Uma nutrição adequada é importante para uma reparação normal. Tem sido demonstrado que o atraso na cura de feridas pode ocorrer numa pessoa deficiente em qualquer dos alimentos essenciais de uma vasta variedade. Em pacientes mal nutridos, as fibroplasias são retardadas, a angiogénese diminui e a cicatrização e remodelação de feridas é prolongada.[5]

a) **PROTEÍNA** - A proteína da dieta recebeu uma ênfase especial no que diz respeito à cura. Os aminoácidos são críticos para a cicatrização de feridas com a metionina, histidina e arginina desempenhando papéis importantes. As deficiências nutricionais suficientemente graves para baixar a albumina sérica para menos de 2gm/dl estão associadas a uma fase inflamatória prolongada, à diminuição das fibroplasias e a uma deficiente neovascularização, síntese de colagénio e remodelação de feridas. Enquanto existir um estado de catabolismo proteico, a ferida será muito lenta a cicatrizar. A metionina parece ser o aminoácido chave na cicatrização da ferida. É metabolizada à cisteína, que desempenha um papel vital nas fases inflamatórias, proliferativas e remodeladoras da cicatrização da ferida. A pré-albumina sérica é normalmente utilizada como parâmetro de avaliação para as proteínas. Ao contrário da albumina sérica, que tem uma meia-vida muito longa de cerca de 20 dias, a pré-albumina tem uma meia-vida mais curta de apenas 2 dias. Como tal, proporciona uma capacidade de avaliação mais rápida. A pré-albumina sérica normal é cerca de 22,5 mg/dl, um nível abaixo de 17mg/dl é considerado uma deficiência ligeira e uma deficiência grave seria inferior a 11mg/dl. Como parte do processo de optimização pré-operatória, os pacientes mal nutridos podem receber soluções que foram suplementadas com aminoácidos, como a glutamina, para promover uma melhor estrutura e função da mucosa e para melhorar a cinética do nitrogénio de todo o corpo. A ausência de blocos de construção essenciais contraria obviamente a reparação normal, mas o contrário não é necessariamente verdade. Enquanto uma ingestão mínima de proteínas é importante para a cura, uma dieta rica em proteínas não encurta o tempo necessário para a cura.[5]

b) **VITAMINAS** - Várias vitaminas e minerais vestigiais desempenham um papel significativo na cicatrização de feridas.

A vitamina A estimula a fibroplasia, a reticulação do colagénio, a epitelização e irá reestimular estes processos na ferida retardada por esteróides.

A deficiência de **vitamina C** prejudica a síntese de colagénio por fibroblastos, porque é um cofactor importante, juntamente com α-ketoglutarate e ferro ferroso, no processo de hidroxilação da prolina e lisina. As feridas cicatrizantes parecem ser mais sensíveis à deficiência de ascorbato do que o tecido não ferido. O aumento das taxas de rotação de colagénio persiste durante muito tempo e as feridas cicatrizadas podem romper-se quando o indivíduo se torna escorbuto. As defesas antibacterianas locais também são prejudicadas porque o ácido ascórbico também é necessário para a produção de superóxido de neutrófilos. As vitaminas do complexo B e o cobalto são cofactores essenciais na formação de anticorpos, função dos glóbulos brancos e resistência bacteriana.[5]

c) **MICRONUTRIENTES - Os** níveis de soro esgotado de micronutrientes, incluindo magnésio, cobre, cálcio, ferro e zinco afectam a síntese de colagénio. O cobre é essencial para a ligação cruzada covalente do colagénio, enquanto que o cálcio é necessário para a função normal da colagenase granulocitária e outras colagenases no meio da ferida. A deficiência de zinco retarda tanto as fibroplasias como a reepitelização; as células migram normalmente mas não sofrem de mitose. Numerosas enzimas são dependentes do zinco, particularmente a DNA polimerase e a transcriptase inversa. Por outro lado, exceder os níveis de zinco pode exercer um efeito nitidamente prejudicial na cura, inibindo a migração de macrófagos e interferindo com a ligação cruzada de colagénio.[5]

3. **HORMONES** - A cura também é afectada por hormonas. Os glicocorticóides administrados sistematicamente, tais como a cortisona, dificultam a reparação ao deprimir a reacção inflamatória ou ao inibir o crescimento de fibroblastos, a produção de colagénio e a formação de células endoteliais. O stress sistémico, a testosterona, a ACTH (hormona adrenocorticotrófica) e grandes doses de estrogénio suprimem a formação de tecido de granulação e prejudicam a cicatrização. A progesterona aumenta e acelera a vascularização do tecido de

granulação imaturo e parece aumentar a susceptibilidade da gengiva a lesões mecânicas ao causar dilatação dos vasos marginais.[13] A hormona adrenocorticotrófica (ACTH) e a cortisona são substâncias que se tem demonstrado repetidamente interferir com a cicatrização de feridas. Foram efectuados vários estudos experimentais cuidadosos nos quais se demonstrou que em doentes que recebiam ACTH ou cortisona o crescimento do tecido de granulação era inibido, aparentemente devido à inibição da proliferação de novos fibroblastos e novos rebentos endoteliais e devido a uma depressão da reacção inflamatória. Aparentemente não existe uma supressão real da actividade mesenquimatosa, mas sim um atraso na reacção mesenquimatosa. Os efeitos da administração da hormona de crescimento pituitária e da hormona tiroidiana (tiroxina) mostraram que estas não tiveram um papel significativo na cicatrização de feridas.[35]

4. DIABETES - Numerosos estudos demonstraram que a maior incidência de infecção de feridas associada à diabetes tem menos a ver com o paciente ter diabetes e mais com hiperglicemia. Simplesmente, um doente com diabetes bem controlada pode não correr maior risco de problemas de cicatrização de feridas do que um doente não diabético. A hiperglicemia tecidual afecta todos os aspectos da cicatrização de feridas, afectando negativamente o sistema imunitário, incluindo a função neutrofílica e linfocitária, a quimiotaxia e a fagocitose. A glucose não controlada do sangue impede a permeabilidade dos glóbulos vermelhos e prejudica o fluxo sanguíneo através dos pequenos vasos críticos na superfície da ferida. A libertação de hemoglobina de oxigénio é prejudicada, resultando em deficiência de oxigénio e nutrientes na cicatrização da ferida. A isquemia da ferida e o deficiente recrutamento de células resultante do pequeno vaso da doença oclusiva torna a ferida vulnerável a infecções bacterianas e fúngicas.[5]

Durante a hiperglicemia, os eritrócitos sofrem uma glicosilação não enzimática do espectro proteico da membrana celular, o que altera a forma dos eritrócitos. Estas hemácias alteradas são mais rígidas e resultam em aumento da viscosidade, o que pode resultar em oclusão vascular periférica e necrose isquémica.[36]

5. FACTORES CIRCULATÓRIOS - Foi relatada anemia para atrasar a cicatrização de feridas, embora nem todos os estudos tenham confirmado esta observação. Do mesmo modo, verificou-se que a desidratação afecta negativamente uma ferida cicatrizante.[35]

6. FUMAR - O fumo foi identificado como uma causa importante de cicatrização deficiente em todos os aspectos do tratamento periodontal, incluindo o tratamento não cirúrgico, cirurgia periodontal básica, cirurgia periodontal regenerativa e cirurgia plástica periodontal mucogingival. O fumo do tabaco e a nicotina afectam sem dúvida a microvasculatura, os fibroblastos, a matriz do tecido conjuntivo. Tem sido demonstrado em estudos que os fibroblastos são afectados pela nicotina, na medida em que demonstram uma proliferação reduzida, uma produção reduzida da matriz de migração e uma fixação deficiente às superfícies. As superfícies radiculares dos fumadores são adicionalmente contaminadas por produtos de fumo como a nicotina, cotinina, acroleína e acetaldeído. Estas moléculas podem afectar a fixação das células. Fumar tem um efeito directo no osso e foi proposto que pode ter um efeito directo na perda óssea na periodontite. Fumar atrasa sem dúvida a cicatrização do osso na reparação de feridas fracturadas.[37]

7. MATERIAL DE Sutura - As feridas suturadas com suturas não absorvíveis são mais fracas do que as suturadas com suturas absorvíveis e que, em geral, há uma menor incidência de infecção de ferida com suturas monofilamentares do que com suturas multifilamentares.[35]

8. ADESIVO - Recentemente, o uso de certos adesivos principalmente butil e isobutil cianoacrilato tem sido aplicado a uma variedade de procedimentos na cavidade oral realizados na prática dentária. Os seus principais atributos são - capacidade de actuar como adesivo de tecido de superfície na presença de humidade e os seus efeitos hemostáticos e bacteriostáticos. O cianoacrilato de butilo não só é bem tolerado pelos tecidos e permite uma cicatrização sem complicações, como também geralmente acelera o processo de cicatrização.[35]

Pode concluir-se que a reparação do tecido danificado é um processo vital e dinâmico que pode ser influenciado por uma multiplicidade de factores exógenos e endógenos. Existe uma resistência inerente do organismo vivo a estes factores que podem interferir com a cicatrização de feridas. Em certos casos, esta resistência é diminuída e ocorrem alterações patológicas no fenómeno da reparação. Os factores que podem ser responsáveis por isto devem ser reconhecidos e compreendidos para que, em tal eventualidade, possam ser tomadas medidas adequadas para corrigir o problema.[35]

COMPLICAÇÕES DO PROCESSO DE CICATRIZAÇÃO APÓS CIRURGIA PERIODONTAL

A cura na região orofacial é muitas vezes considerada como um processo natural e sem problemas e raramente se intromete na consciência do cirurgião. A maioria das complicações de cicatrização de feridas manifestam-se no período pós-cirúrgico precoce, embora algumas se possam manifestar mais tarde. Os problemas mais frequentemente encontrados pelo cirurgião são a infecção e deiscência da ferida, enquanto que a cicatrização proliferativa é menos tipicamente encontrada.[5]Na maioria dos casos, a cura após a cirurgia periodontal progride sem problemas e de forma eficiente com a aquisição de objectivos de tratamento. Por vezes surgem problemas pós-cirúrgicos que retardam a cicatrização, promovem a continuação da inflamação, induzem uma resposta necrótica ou hiperplástica, geram malformações e lesões tumorais, ou estão associados a hemorragia ou exsudação pós-operatória. Num contexto geral, algumas das formas proeminentes de obviar sequelas indesejáveis à terapia incluem a técnica cirúrgica aplicável e cuidadosa, bem como uma técnica cirúrgica hábil que leva a superfícies suaves da ferida livres de dedo, coaptação íntima e adaptação das abas gengivais e mucosas às áreas receptoras, protecção pós-operatória e reforço dos tecidos, prevenção e controlo da infecção, minimização da exposição e manipulação óssea consistente com a lógica de tratamento e preservação da integridade perióstea. Os efeitos doentia mais prevalentes e indesejáveis e as suas causas que podem ser de ajuda na prática clínica são: [14]

1) INFECÇÃO DO FUNDO5 - As infecções que complicam os resultados cirúrgicos resultam geralmente da contaminação bacteriana grosseira de feridas susceptíveis. Todas as feridas estão intrinsecamente contaminadas por bactérias; que devem ser distinguidas da verdadeira infecção da ferida onde a carga bacteriana da replicação de microrganismos prejudica efectivamente a cicatrização. Estudos experimentais demonstraram que, independentemente do tipo de microrganismos infectantes, a infecção de feridas ocorre quando existem mais de 1×10^5 organismos por grama de tecido. Para além dos números relativos, a patogenicidade dos microrganismos infectantes bem como os factores de resposta do hospedeiro determinam se a cicatrização da ferida é prejudicada. A presença contínua de uma infecção bacteriana estimula as defesas imunitárias do hospedeiro, levando à produção de mediadores inflamatórios, tais como prostaglandinas e tromboxano. Os neutrófilos que migram para a ferida libertam enzimas citotóxicas e radicais livres de oxigénio. A trombose e os metabolitos vasoconstritores causam hipoxia da ferida, levando a uma maior proliferação bacteriana e a danos contínuos nos tecidos. As bactérias destruídas pelos mecanismos de defesa do hospedeiro provocam vários graus de inflamação ao libertarem proteases neutrofílicas e endotoxinas. As células recém-formadas e a sua matriz de colagénio são vulneráveis a estes produtos de degradação da infecção de feridas e as células e lises de colagénio resultantes contribuem para uma cicatrização deficiente. As manifestações clínicas de infecção de feridas incluem sinais e sintomas clássicos de infecção local: eritema, calor, inchaço e odor e pus acompanhantes. A perfusão inadequada dos tecidos e a oxigenação da ferida comprometem ainda mais a cicatrização, permitindo a proliferação de bactérias e o estabelecimento da infecção. A incapacidade de seguir a técnica asséptica é uma razão frequente para a introdução de microrganismos virulentos na ferida. A transformação de feridas contaminadas em feridas infectadas é também facilitada pelo trauma excessivo do tecido, tecido necrótico remanescente, corpos estranhos ou defesas do hospedeiro comprometidas. O

factor mais importante para minimizar o risco de infecção é a técnica cirúrgica meticulosa, incluindo o desbridamento completo, a hemostasia adequada e a eliminação do espaço morto. A técnica cuidadosa deve ser aumentada através de cuidados pós-operatórios adequados, com ênfase em manter o local da ferida limpo e protegê-lo de traumas.

A infecção pós-operatória é uma complicação invulgar da cirurgia periodontal. Parece que a infecção é mais provável de ocorrer em associação com exposição óssea, deslocamento de retalho, onde as lesões periodontais são o resultado da degeneração da polpa, em associação com suturas e partículas de dedo impactado, em áreas de laceração tecidual e vascularização prejudicada e onde o cálculo e a placa bacteriana foram acidentalmente impactados nos tecidos. Há também provas incompletas mas convincentes de que certos estados de doença sistémica aumentam o potencial de infecção pós-operatória; estes incluem diabetes mellitus, aterosclerose, e malignidade. Além disso, o uso terapêutico de drogas antineoplásicas e imunossupressoras e corticosteróides pode aumentar o potencial de infecção e de comprometimento da cicatrização de feridas. Há um fundo crescente de evidências de que a diabetes mellitus, especialmente na sua forma juvenil, leva a defeitos tanto na imunidade celular como humoral (anticorpos), encorajando processos infecciosos e cicatrização aberrante e retardada. A rapidez do progresso da inflamação periodontal e, portanto, a gravidade da lesão também pode ser aumentada. As funções fagocitárias dos granulócitos e macrófagos podem também ser comprometidas na diabetes mellitus, baixando as defesas dos tecidos contra agentes microbiológicos. A **"síndrome fagocitária preguiçosa"** tem sido recentemente aliada à inadequação da entrada de nutrientes nas células. A insulina é necessária para este processo; assim, as deficiências de insulina podem levar à desnutrição celular.[14]

2) EPITELIALIZAÇÃO RETARDARDada14 - A epitelização retardada após curetagem, gengivectomia, gingivoplastia e retalhos mucoperiosteais pode ser produtiva de ulceração crónica ou erosão. Esta circunstância pode ser devida a:

(1) superfícies rugosas e irregulares da ferida e marcas de tecido, produzindo uma situação em que as células epiteliais são retardadas na sua migração por falhas morfológicas do tecido.

(2) substâncias estranhas incrustadas na ferida (tais como cálculos, fragmentos de dentes, placa bacteriana, alimentos, cerdas de escova de dentes, cabelo e curativo periodontal).

(3) O epitélio do doador necessário para a reepitelização está distante do local da ferida com atraso temporal na cobertura epitelial.

(4) substrato de tecido conjuntivo hiperplástico devido à produção de tecido de

granulação irregular ou infecção.Os consequentes efeitos clínicos incluem hemorragia e exsudação, superfície necrótica com cobertura fibrinomembranosa, tecido hiper-plástico irregular, hiperemico e edematoso e desconforto.

3) FALHA DA KERATINIZAÇÃO EPITELIAL14 - O epitélio não exibe

queratinização quando a borda do tecido conjuntivo da incisão está na mucosa alveolar ou numa zona comparável (localizada num tecido macio, maleável e móvel com ou sem musculatura incluída). Parece haver uma relação directa entre a densidade do tecido conjuntivo, rigidez, rigidez de ligação ao osso subjacente e a qualidade clínica da superfície epitelial. Com tecido densamente colagenizado e bem organizado, a vascularização diminuída e a consequente diminuição da hidratação favorecem a aquisição de uma superfície clinicamente "queratinizante". O epitélio doador pode não estar disponível para cobertura precoce do sítio cirúrgico. Uma vez que as células epiteliais migram sobre superfícies lisas da ferida à taxa de 0,5 a 1 mm por dia, a ampla exposição do tecido conjuntivo pode levar a um período prolongado de reepitelização. Durante este período, a inflamação persistirá dentro de tecido conjuntivo gengival não epitelializado ou parcialmente epitelializado da mucosa com sequelas hiperplásicas e reabsorventes. Por exemplo, a superfície do tecido pode tornar-se irregularmente lobulada devido à formação exuberante de tecido de granulação. Este tecido é facilmente danificado (pela acção tópica abrasiva dos alimentos), produzindo uma irregularidade ainda maior do tecido, dor e hemorragia. Esta morfologia macerada do tecido irá, por sua vez, impedir a cobertura epitelial. Com a persistência da inflamação (geralmente crónica), a reabsorção óssea, efectuada principalmente pelas células periosteais, continuará a um grau variável. Pode ocorrer a perda de uma porção óssea do aparelho de fixação. Os septos ósseos finos são especialmente vulneráveis a perdas irreversíveis. A extensão mesiodistal da ferida em relação à sua extensão superoinferior deve ser considerada em conjunto no prognóstico da rapidez da epitelização da ferida. Uma área estreita de exposição cirúrgica do tecido conjuntivo tenderá a ser rapidamente vingada com epitélio. Por exemplo, um local de gingivoplastia de 5 mm de largura oclusoapicamente, mesmo que se estenda sobre uma área ampla mesiodistalmente, será coberto principalmente por epitélio de derivação apical (gengiva ou mucosa alveolar), com conclusão primária da epitelização no sexto a décimo dia pós-cirúrgico. Por outro lado, uma ferida com uma ampla dimensão apico-oclusal (por exemplo, 10 mm) com uma extensão mesiodistal sobre a área do mesmo número de dentes não será normalmente epitelizada até ao décimo primeiro ao vigésimo dia pós-cirúrgico, apesar de haver migração centrípeta de células epiteliais dos locais doadores oclusais, apicais, mesiais e distais à ferida. A fonte epitelial pode ter sido excisada na execução da cirurgia e talvez esteja demasiado distante da superfície da ferida. O epitélio não exibirá o seu potencial queratinizante quando associado ou em contacto com uma superfície dentária ou restauração. Por exemplo, se os tecidos interdentários regenerados após a cirurgia se aproximarem das áreas de contacto dos dentes, o efeito queratinizante não se manifestará onde o epitélio se encontra em posição de aposição ao dente e a morfologia e características epiteliais do col serão recriadas. Outros factores prejudiciais à queratinização podem incluir a presença de placa bacteriana ou detritos com inflamação contínua, as condições previamente indicadas como responsáveis pela epitelização retardada e influências sistémicas tais como hiperestrogenismo, hipoestrogenismo, gravidez, deficiência do complexo de vitamina B e anemia perniciosa. Pode ser difícil incriminar com precisão factores somáticos, a menos que outras manifestações clínicas ou laboratoriais mais francas ou patognomónicas sejam evidentes. Os efeitos clínicos incluem uma superfície gengival lisa e brilhante que é hiperemica e túrgida em vez de rosa, pontilhada, "seca" e grosseira. A habitual demarcação afiada entre a gengiva ligada e a mucosa alveolar pode ser entorpecida ou anulada devido à alteração da textura do tecido e das suas qualidades tópicas.

4) DISPLACEMENTO E EVULSÃO DO FLAP[14] - O deslocamento e a evulsão do retalho podem ocorrer como resultado de retardamento ou incapacidade do retalho tecidual de voltar a fixar-se ao osso ou dente e aspecto marginal do ligamento periodontal. Quando o retalho mucoperiosteal está situado sobre osso altamente cortical; a porção coronal do retalho pode ser colocada sobre esmalte ou sobre cemento a uma distância desordenada do ligamento periodontal e das áreas da medula óssea da crista. Deve salientar-se que a proliferação coronária ou lateralmente dirigida de tecido regenerativo do ligamento periodontal ou osso da crista é geralmente limitada a 1 a 1,5 mm e que a fixação da aba ou enxerto ao dente (dentina ou cemento) para além deste limite é simultaneamente imprevisível na ocorrência e ténue na qualidade. Factores adicionais que podem ser responsáveis pela posição da aba ectópica incluem a adaptação inadequada do complexo tecidular à área receptora subjacente que ocorre em resultado de um número inadequado de suturas ou da sua colocação inadequada, quebra da sutura, ou deslocamento ou perda da embalagem. Pode existir hematoma ou acumulação indevida de exsudados entre a aba e o dente/osso ou periósteo (no caso de uma aba com espessura parcial) e elevar a aba do tecido da sua aproximação à zona receptora. O reflexo clínico do deslocamento e evulsão do retalho pode incluir o desenvolvimento de uma forma de tecido pobre ou indesejável, a presença de tecido de granulação hiperplástica não epitelializada nas zonas marginal e interdentária, a diminuição da extensão vestibular e a inadequação da zona da gengiva ligada, a cicatrização retardada e a continuação da inflamação e bolsas periodontais e a exposição óssea e periósteo com reabsorção e necrose.

5) EXPOSIÇÃO ÓSSEA[14] - As sequelas pós-cirúrgicas desfavoráveis de exposição óssea podem ser causadas por deficiências de vascularização. Normalmente a preservação periosteal in situ ou a substituição de retalho sobre o

osso, fornece fontes microvasculares de líquidos hidratantes e nutritivos que são suficientes para minimizar (mas não obviar) a reabsorção, necrose e sequestro. As alterações ósseas reabsorventes e necrosantes são especialmente notáveis onde os septos ósseos são muito finos e onde os locais de osso labial são normalmente encontrados (onde as raízes da cúspide mandibular e maxilar são proeminentes devido à colocação do dente ou curvatura da raiz). Esta vascularização reduzida pode ser inadequada para o sustento de células ósseas viáveis ou para a hidratação da estrutura cristalina do osso. A reabsorção da placa cortical pode ocorrer a partir do ligamento periodontal (onde o córtex cobre as áreas da medula) ou do tecido endosteal. Por vezes, a sequestração de septos finos ou corticais pode ocorrer com perda de suporte valioso para o dente.

6) GRANULOMAS PIOGÉNICOS, ABCESSOS PERIODONTAIS[14]

Os granulomas pirogénicos aparecem como massas floridas, hiperplásticas com uma consistência macia, frequentemente pastosa. As suas superfícies são ulcerosas ou erosivas com formação de uma cobertura fibrinomembranosa. Sangramento e exsudação são comuns, enquanto que o desconforto é variável. A maioria destas lesões parece estar relacionada com detritos enclausurados. A remoção do irritante e a excisão da massa, geralmente suficiente para a correcção do problema.

Os abcessos periodontais compreendem áreas de necrose de tecido dentro da gengiva, mucosa ou medula e apresentam-se como ampliações de tecido mole essencialmente devido à acumulação de exsudado. A massa pode ser difusa ou focal com uma zona circundante a manifestar características inflamatórias intensas; a dor é variável, uma vez que os filamentos neurais podem ser destruídos por processos enzimáticos. O exsudado pode ser responsável por lise considerável dos tecidos duros e moles; se estiverem envolvidos osso e medula, pode ser encontrada reabsorção e sequestração. Os componentes bacterianos da lesão são de natureza mista; estreptococos, estafilococos, estirpes filamentosas e géneros gram-negativos (tais como Veillonella e Bacteroides) podem participar individualmente, mas geralmente de forma conjunta. Os produtos bacterianos - exotoxinas e endotoxinas - bem como as hidrolases ácidas do infiltrado do tecido neutrofílico podem ser responsáveis pelo carácter destrutivo das condições. Em doentes fisicamente debilitados, fungos e estirpes bacterianas invulgares podem ser factores causadores. Na maioria das vezes, os factores locais constituídos por muitas variedades de detritos devem ser considerados como a etiologia principal.

7) AUMENTO DA MOBILIDADE DOS DENTOS[14] - A mobilidade dentária surge frequentemente após a cirurgia periodontal. Procedimentos de excisão, particularmente com retracção da aba e acompanhamento da remoção dos tecidos moles interdentários, desinfestam de facto um dente de suporte gengival e

periósteo numa base temporária. Embora a recolocação inicial possa ser evidente nos primeiros 10 a 14 dias após a cirurgia, a colagenação e renovação mais avançada da fixação gengival ao dente e ao osso pode requerer 30 a 45 dias ou mais. A mobilidade pode persistir, geralmente a um nível decrescente, durante este período. Movimento dentário mais flagrante, frequentemente com deslocamento, pode ocorrer se ocorrer um padrão rápido de reabsorção óssea, incluindo a perda da fixação periodontal. Estes erros de reabsorção imprevistos podem ocorrer como sequelas de desnudação óssea, perda de septos finos mas de suporte por reabsorção, procedimentos osteoplásticos de natureza traumática ou contaminada, infecção pós-operatória incluindo abcesso periodontal e osteomielite localizada, traumatismo oclusal secundário, comunicação com lesões periapicais de derivação pulpar e necrose periosteal acompanhando a isquemia local. Por vezes, a inflamação pós-operatória integral à fase inicial de cicatrização pode ser aumentada ou prolongada. Isto pode atrasar o início da reparação ou pode prolongar o processo em tecidos directamente fundamentais para a fixação do dente. Reacções inflamatórias dentro do ligamento periodontal que levam à reabsorção de colagénio e osso, edema e desorientação das fibras podem ser responsáveis pela mobilidade transitória do dente. Estas alterações inflamatórias podem ser extensas em associação com o tratamento de bolsas de infra-bócio, onde os procedimentos manipulativos se intrometem ou são imediatamente adjacentes ao ligamento periodontal e ao osso contíguo. Na terapia de bolsas de infra-caroços de infra-carbono há um desinvestimento real de um complexo de fibras transseptal para expor a medula óssea e o ligamento periodontal; são feitas tentativas deliberadas para expor estas áreas e assim encorajá-las a agir como reservatórios progenitores para tecido regenerativo. A resposta inflamatória pode ser profunda, e as consequências clínicas podem ser temporariamente marcadas.[14]

8) WOUND DEHISCENCE5 - A separação parcial ou total das margens da ferida pode manifestar-se na primeira semana após a cirurgia. A maioria dos casos de deiscência da ferida resulta de falha do tecido e não de técnicas de sutura inadequadas. A ferida deiscente pode ser fechada novamente ou deixada para sarar por intenção secundária, dependendo da extensão da perturbação e da avaliação da situação clínica por parte do cirurgião.

PADRÕES CLÍNICOS E HISTOPATOLÓGICOS DE VÁRIOS PROCEDIMENTOS

ESCALADA E APLAINAMENTO DAS RAÍZES

A escala é definida como o processo pelo qual a placa bacteriana e o cálculo são removidos tanto da superfície supra e subgengival dos dentes.[13]

O planeamento radicular é definido como o processo pelo qual os cálculos residuais embutidos e porções de cimento são removidos das raízes para produzir uma superfície lisa e dura e limpa.[13]

Após a descamação e o aplainamento das raízes, o epitélio juncional é restabelecido e as células inflamatórias no tecido conjuntivo gengival são substituídas por colagénio, resultando num aumento da resistência à força de sondagem.[38]

Cura[39]

As alterações histológicas e clínicas após a escalada e o planeamento das raízes revelaram isso: Imediatamente após a escamação dos dentes, a fixação epitelial será cortada e o epitélio juncional e crevicular parcialmente removido. Com inflamação severa, a escamação estender-se-á frequentemente apicalmente até ao fundo da fixação epitelial e criará lacerações nos tecidos conjuntivos. Fios de epitélio parcialmente solto e tecido conjuntivo com inflamação crónica estão normalmente presentes na fenda, a menos que a parede do tecido mole tenha sido deliberadamente curada. A escamação também irá dividir as cavilhas de rete profundas na parede da bolsa. Se a escamação for feita com enxadas ou lima, muito menos lesões ocorrem no revestimento do tecido mole da fenda. Duas horas após a descamação, numerosas células polimorfonucleares podem ser observadas entre as células epiteliais residuais na superfície da fenda. Há dilatação dos vasos sanguíneos, edema e necrobiose. As restantes células epiteliais mostram uma actividade pré-mitótica muito mínima neste momento. Resultados semelhantes podem ser vistos às 5, 9 e 13 horas.Vinte e quatro horas após a descamação, foi encontrada uma etiquetagem generalizada e muito intensa de células epiteliais em todas as áreas do restante epitélio e em 2 dias toda a fenda está coberta por epitélio. Em 4 a 5 dias, pode aparecer uma nova fixação epitelial na parte inferior da fenda. Dependendo da gravidade da inflamação e da profundidade da fenda, a cura epitelial completa pode ocorrer dentro de 1 a 2 semanas.Num resumo das alterações de tecido encontradas em macacos, verificou-se que:
(1)A regeneração epitelial após a escamação ocorreu principalmente a partir das células restantes do epitélio juncional e crevicular.

(2)A regeneração do epitélio atingiu o seu pico 1 a 2 dias após a escalada.
(3)A cicatrização do tecido conjuntivo foi mais activa 2 a 3 dias após a escalada.
(4)Uma nova fixação epitelial pode ser estabelecida logo 4 a 5 dias após a escalada.

Embora os intervalos de tempo possam diferir, alguns estudos menos detalhados com humanos indicam que as reacções biológicas após a escalada são semelhantes. As investigações limitadas indicam que as cavilhas de rete residual na parede da fenda após a descamação sofrem involução e forma-se uma fixação epitelial normal. A cura completa pode demorar até 9 meses ou mais após a descamação e o planeamento das raízes em bolsas periodontais profundas. Há uma mudança profunda na flora bacteriana após a descamação e planificação radicular das bolsas periodontais, com redução dos organismos grama negativos, varas móveis e espiroquetas. A recolonização destes organismos ocorrerá dentro de um ou dois meses com má higiene oral, mas leva vários meses com uma boa higiene oral. Com escalonamento repetido e planeamento radicular a cada 3 meses, tal recolonização pode ser evitada. A resposta clínica visível ao escalonamento e planeamento radicular depende muito da higiene oral pós-operatória. A resolução da inflamação gengival requer sempre um controlo aceitável da placa bacteriana. No entanto, pode haver alguma cura e restituição de uma nova fixação epitelial após a descamação, mesmo na ausência de higiene oral adequada. Esta ligação epitelial recém-formada pode limitar durante algum tempo os produtos tóxicos da placa a propagarem-se numa direcção apical e assim impedir a destruição da ligação das fibras de tecido conjuntivo apicalmente à nova ligação epitelial. Assim, a descamação e o planeamento radicular podem atrasar o progresso da periodontite, mesmo que a higiene oral seja inadequada. A descamação incompleta e o planeamento radicular seguido de uma boa higiene oral pode resultar numa saúde gengival aparente, mas a irritação e inflamação residual relacionada com a superfície radicular inadequadamente instrumentada irá reactivar a doença periodontal destrutiva e pode mesmo resultar em doença periodontal e pode mesmo resultar na formação de abscesso periodontal. Ele encontrou provas de troca de componentes minerais e orgânicos através da interface dente-saliva dentro de algumas semanas através do planeamento de cemento e dentina radicular. O aumento do conteúdo mineral foi associado ao aumento da perfeição da estrutura cristalina, bem como a alterações orgânicas sugestivas de uma cutícula de subsuperfície. Este endurecimento da superfície da raiz exposta ocorreu dentro de 3 a 4 semanas após a descamação. Cárdias radiculares activas com desmineralização também podiam ocorrer no prazo de 7 dias. Assim, é extremamente importante que as superfícies radiculares expostas sejam mantidas limpas após a descamação e o polimento. A aplicação de fluroides pode facilitar a mineralização do cemento exposto.

CURETTAGEM

Curettage refere-se ao procedimento de raspar a parede gengival de uma bolsa periodontal para separar os tecidos moles doentes.[13]

A razão deste procedimento é remover o tecido de granulação cronicamente inflamado que se forma na parede lateral da bolsa periodontal. Este tecido, para além dos componentes habituais dos tecidos de granulação (proliferação fibroblástica e angioblástica), contém áreas de inflamação crónica e pode também ter pedaços de cálculos deslocados e colónias bacterianas. Estas últimas podem perpetuar as características patológicas do tecido e dificultar a cura. Este tecido inflamado de granulação é revestido por epitélio e os fios profundos do epitélio penetram no tecido. A presença deste epitélio é interpretada como uma barreira à fixação de novas fibras na área. A curetagem também elimina todo ou a maior parte do epitélio que reveste a parede do bolso e o epitélio juncional subjacente, incluindo o tecido conjuntivo inflamado.[13]

A curetagem é feita por diferentes métodos, ou seja, cirúrgicos (curetas, ultra-sons) e químicos (cáusticos). A curetagem gengival foi concebida para promover uma nova fixação do tecido conjuntivo ao dente, removendo o revestimento de bolso e o epitélio juncional. O resultado real obtido com a curetagem é na maioria das vezes um longo epitélio juncional, que é o mesmo resultado obtido apenas com a escalada e o planeamento da raiz.[40]

Cura

Imediatamente após a curetagem, um coágulo de sangue preenche a área do bolso, que é total ou parcialmente desprovida de revestimento epitelial. A hemorragia também está presente nos tecidos, com capilares dilatados e abundantes leucócitos polimorfonucleares (PMNs) que aparecem pouco tempo depois na superfície da ferida.[13]

Dentro de 1 dia, a proliferação epitelial começa nas bordas e a ferida crevicular é coberta por uma faixa de células polimorfonucleares. Dentro de 7-9 dias, é estabelecido um novo revestimento crevicular e epitélio juncional. Em 2-3 semanas, o epitélio crevicular e juncional aparece e comporta-se como se fosse numa fenda de controlo normal e intocada, para além da natureza imatura das fibras de colagénio que se encontram directamente abaixo do epitélio recém-formado. Foi relatado que a reimplantação epitelial ocorre mesmo em cálculos bem planeados e esterilizados em pequenas áreas.[39]

Parece que imediatamente após a curetagem, há uma perda clínica de fixação, que será seguida de um ligeiro ganho de cerca de 0,5 mm em 1 mês. Além disso, a retracção reduz a altura das margens gengivais livres em cerca de 1 mm; com a profilaxia periódica, estes resultados podem ser mantidos.[39]

Alterações clínicas[13]

Imediatamente após a curetagem, a gengiva aparece hemorrágica e vermelha brilhante.
Após 1 semana, a gengiva aparece reduzida em altura devido a uma mudança apical na posição da margem gengival. A gengiva é também ligeiramente mais avermelhada do que o normal. Após 2 semanas e com higiene oral adequada pelo paciente; a cor normal, consistência, textura superficial e contorno da gengiva são atingidos e a margem gengival é bem adaptada ao dente.

GENGIVECTOMIA/ **GINGIVOPLASTIA**

Gingivectomia significa excisão da gengiva. Ao remover a parede do bolso, a gengivectomia proporciona visibilidade e acessibilidade para a remoção completa do cálculo e suavização completa das raízes, criando um ambiente favorável para a cura gengival.[13]

A gengivoplastia está a remodelar a gengiva para criar contornos gengivais fisiológicos com o único objectivo de recontornar a gengiva na ausência de bolsas.[13]

A técnica da gengivectomia pode ser executada por
1) Cirurgicamente: com bisturis, eléctrodos e lasers
2) Quimicamente com paraformadlehyde, hidróxido de potássio.

Sugestão de cura após o bisturi

A resposta inicial é a formação de um coágulo de superfície protector. O tecido subjacente torna-se agudamente inflamado, com alguma necrose.[13] Cinco horas após a gengivectomia, muitas células da camada espinhosa foram aumentadas e exibem pontes intercelulares indistintas, enquanto que as células basais parecem normais. Entre 9-13 horas após a cirurgia, a migração de células sobre a superfície da ferida começa entre a superfície do coágulo sanguíneo, incluindo alguns resíduos necróticos e o tecido conjuntivo vital subjacente.[39]

Entre 12 e 24 horas após a cirurgia, há um movimento distinto de células epiteliais para cobrir a ferida. As células epiteliais migram sobre o tecido de granulação, separando-o da camada superficial contaminada do coágulo.[13] 24-36 horas após a cirurgia, a actividade epitelial na margem atinge o seu pico. As novas células epiteliais surgem a partir das camadas basais e espinhosas mais profundas do epitélio da margem da ferida. As células epiteliais avançam por uma acção tumultuosa, com as células a fixarem-se ao substrato por hemidesmosomas e uma nova lâmina basal.[13]

Do 2° ao 5° dia pós operatório, o epitélimo migra para o dente a uma taxa de cerca de 0,5 mm por dia. O novo epitélio que cobre a ferida tem várias camadas celulares de espessura e não é queratinizado neste estado inicial.[39]

Após 5-14 dias, a epitelização da superfície está geralmente completa. Durante as primeiras 4 semanas após a gengivectomia, a queratinização é menos do que era antes da cirurgia. Um crescimento do tecido conjuntivo começa a criar um sulco gengival. A reparação epitelial completa demora cerca de um mês. A reparação completa do tecido conjuntivo leva cerca de 7 semanas.[13]

Cura após electrocirurgia

Alguns investigadores não referem diferenças significativas na cicatrização gengival após ressecção por electrocirurgia e ressecção com facas periodontais; outros investigadores encontram cicatrização retardada, maior redução da altura gengival e mais lesões ósseas após electrocirurgia. Parece haver pouca diferença nos resultados obtidos após ressecção gengival pouco profunda com electrocirurgia e com as facas periodontais. Contudo, quando utilizada para ressecções profundas próximas do osso, a electrocirurgia pode produzir recessão gengival, necrose e sequestração óssea, perda de altura óssea, exposição à furcação e mobilidade dentária, que não ocorrem com a utilização de facas periodontais.[13]

Cura após Gengivectomia a Laser

Os lasers mais frequentemente utilizados na odontologia são o dióxido de carbono e o neodímio:ítrio-alumínio-garnet (Nd:YAG), que têm comprimentos de onda de 10.600 mm e 1064 mm, respectivamente, ambos na gama do infravermelho; devem ser combinados com outros tipos de lasers visíveis para que o feixe seja visto e apontado. O laser $CO2$ tem sido utilizado a partir da excisão do crescimento gengival, embora a cicatrização seja atrasada em comparação com a cicatrização após a gengivectomia convencional do bisturi.[13]

Gingivectomia por Quimiocorreio

A gengivectomia química utiliza produtos químicos como, paraformaldeído a 5% ou hidróxido de potássio para remover a gengiva. O seu uso não é recomendado devido a:

1. A remodelação gengival não pode ser realizada de forma eficaz.

2. A epitelização e a re-formação do epitélio juncional e o restabelecimento do sistema de fibras de crista alveolar ocorrem mais lentamente na ferida gengival tratada quimicamente do que nas produzidas por um bisturi.

3. A sua profundidade de acção não pode ser controlada e, portanto, o tecido aderente saudável subjacente à bolsa pode ser ferido.[13]

CIRURGIA DE FLAP

Uma aba periodontal é uma secção da gengiva ou mucosa cirurgicamente separada dos tecidos subjacentes para dar visibilidade e acesso à superfície óssea e radicular. O retalho também permite que a gengiva seja deslocada para um local diferente em pacientes com envolvimento mucogingival.[13]

As abas periodontais são classificadas como abas de espessura total (mucoperiosteal) ou parcial (mucosal).

Abas de Espessura Total[14]

Em abas de espessura total, todo o tecido mole, incluindo o periósteo, é reflectido para expor o osso subjacente. As abas mucoperiosteais de espessura total têm sido utilizadas há várias décadas como abordagens para o desbridamento e eliminação de bolsas. Através da utilização de uma abordagem mucoperiosteal de espessura total, tanto a gengiva ligada como a mucosa alveolar são separadas da raiz subjacente e do processo alveolar por dissecção romba, expondo assim o tecido ósseo para o tratamento indicado. No processo dissecante o periósteo (Weinmann e Sicher) pode ser inadvertidamente dividido, particularmente na área da gengiva ligada; a camada celular (cambium/inner) permanece essencialmente na superfície óssea, e a camada fibrosa (externa) é retida como parte do tecido mole reflectido.

Abas de Espessura Parcial[14]

A aba de espessura parcial inclui apenas o epitélio e uma camada do tecido conjuntivo subjacente. O osso permanece coberto por uma camada de tecido conjuntivo, incluindo o periósteo. Este tipo de retalho é também chamado de retalho de espessura dividida.[13]A razão básica para este procedimento terapêutico é tentar criar um aumento da largura da gengiva ligada ou ganhar acesso ao osso subjacente para técnicas cirúrgicas ósseas. O procedimento cirúrgico fundamental consiste em dividir o tecido gengival por dissecção cortante, separando assim um retalho de tecido mole do periósteo subjacente e tecido conjuntivo que cobre o osso. A porção da aba constituída por epitélio gengival, uma porção significativa de lâmina própria e cório, pode ser concebida para que a ligação do tecido conjuntivo ao processo alveolar e ao dente não precise de ser perturbada. Quando os bordos da ferida, ambos compostos de tecido conjuntivo, são colocados em estreita aproximação um ao outro, a cicatrização é por intenção primária. O desenvolvimento histórico da cirurgia periodontal de espessura parcial ocorreu quando se tornou claro que havia necessidade de técnicas especiais no tratamento de problemas que afectam a arquitectura pós-operatória da área mucogingival. Antes deste tempo, os procedimentos de desnudação óssea resultavam frequentemente numa perda substancial de estruturas de suporte, particularmente ósseas. De um modo geral, acredita-se, mas mal fundamentado, que a reabsorção óssea sob abas de espessura total é de maior intensidade e natureza mais duradoura do que a encontrada com a abordagem da espessura parcial. Deixar uma ligação do tecido conjuntivo ao dente e ao osso radicular provou ser uma abordagem muito mais conservadora, ao mesmo tempo que se obtém o objectivo desejado.[14]

Cura de Flaps13

Imediatamente após a sutura (0 a 24 horas), é estabelecida uma ligação entre a aba e a superfície do dente ou osso através de um coágulo sanguíneo, que consiste num retículo de fibrina com muitos leucócitos polimorfonucleares, eritrócitos, detritos de células feridas e capilares na borda da ferida.[13] Foi dada grande importância à espessura do coágulo sanguíneo; um coágulo espesso foi associado a uma adaptação incompleta do tecido mole ao osso subjacente. Uma vez que o coágulo deve ser reabsorvido e substituído por tecido conjuntivo durante o processo de cicatrização, é evidente que um coágulo mais fino é consideravelmente mais desejável do que um coágulo espesso e, portanto, retardador da rápida fixação do tecido mole ao osso.[14]

Um a 3 dias após a cirurgia de retalho, o espaço entre o retalho e o dente ou osso é mais fino e as células epiteliais migram sobre a borda do retalho, geralmente em contacto com o dente neste momento. Uma semana após a cirurgia, foi estabelecida uma ligação epitelial à raiz por meio de hemidesmosomas e uma lâmina basal. O coágulo sanguíneo é substituído por tecido de granulação derivado do tecido conjuntivo gengival, da medula óssea e do ligamento periodontal.Duas semanas após a cirurgia, as fibras de colagénio começam a aparecer paralelamente à superfície do dente. A união da aba ao dente é ainda fraca, devido à presença de fibras de colagénio imaturas, embora o aspecto clínico possa ser quase normal.Um mês após a cirurgia, está presente uma fenda gengival totalmente epitelializada com uma fixação epitelial bem definida. Há um arranjo funcional inicial das fibras supracrestais. As abas de espessura total, que desnudam o osso, resultam numa necrose óssea superficial de 1 a 3 dias; a reabsorção osteoclástica segue-se e atinge um pico de 4 a 6 dias, diminuindo depois. Isto resulta numa perda de osso de cerca de 1 mm; a perda de osso é maior se o osso for fino.

Flap Apically Displaced

Esta técnica utiliza a aba apicalmente posicionada, quer a espessura parcial quer a espessura total, para aumentar a zona da gengiva queratinizada. A operação da aba apicalmente posicionada aumenta a largura da gengiva queratinizada, mas não consegue prever o aprofundamento do vestíbulo com a gengiva ligada. A profundidade vestibular adequada deve estar presente antes da cirurgia para permitir o posicionamento apical da aba.[13]

Após a cirurgia óssea para eliminação de defeitos ósseos e o estabelecimento de "contornos fisiológicos" e reposicionamento das abas de tecido mole ao nível do osso alveolar, a cicatrização ocorrerá principalmente por primeira intenção, especialmente em áreas onde foi obtida uma cobertura adequada de tecido mole do osso alveolar. Durante a fase inicial de cicatrização (Figura.14), a reabsorção óssea de graus variáveis ocorre quase sempre na área da crista do osso alveolar (**Ramfjord & Costich 1968**). A extensão da redução da altura do osso alveolar resultante desta reabsorção está relacionada com a espessura do osso em cada local específico (**Wood et al 1972, Karring et al 1975**).[37]

Durante a fase de regeneração e maturação do tecido, uma nova unidade dento-gengival formar-se-á por crescimento coronal do tecido conjuntivo. Este recrescimento ocorre de uma forma semelhante à que caracterizou a cura após a gengivectomia.

Aba Widman modificada

Se uma aba Widman modificada (Figura.15) for realizada numa área com uma lesão profunda de infra-vermelho, a reparação óssea pode ocorrer dentro dos limites da lesão (**Rosling et al 1976, Poison & Heijl 1978**). No entanto, também se observa uma reabsorção óssea de cristais. A quantidade de preenchimento ósseo obtida depende (1) da anatomia do defeito ósseo (por exemplo, um defeito de três paredes de infra-base proporciona frequentemente um melhor molde para a reparação óssea do que defeitos de duas ou uma parede), (2) da quantidade de reabsorção óssea da crista e (3) da extensão da inflamação crónica, que pode ocupar a área de cicatrização. Interposto entre o tecido ósseo regenerado e a superfície da raiz, é sempre encontrado um longo epitélio juncional (**Caton & Zander 1976, Caton et al 1980**). As células apicais do epitélio juncional recém-formado são encontradas a um nível na raiz que coincide estreitamente com o nível de fixação pré-cirúrgica. A recessão dos tecidos moles terá lugar durante a fase de cicatrização na sequência de um procedimento de retalho Widman modificado. Embora a grande mudança apical na posição da margem dos tecidos moles ocorra durante os primeiros 6 meses após o tratamento cirúrgico (Lindhe et al 1987), a recessão dos tecidos moles pode muitas vezes continuar por mais de 1 ano. Entre os factores que influenciam o grau de recessão dos tecidos moles, para além do período de remodelação dos tecidos moles, encontram-se a altura e espessura iniciais do tecido da aba supracrestal e a quantidade de reabsorção óssea da crista.37

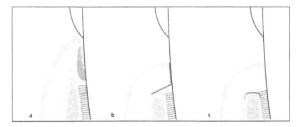

Figura.14.Flap apicalmente reposicionado.

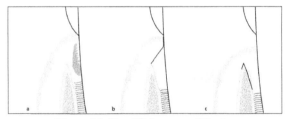

Figura.15. Flap Widman modificado.

Aba coronalmente deslocada

O objectivo da operação de aba coronalmente deslocada é criar uma aba de espessura dividida na área apical à raiz desnudada e posicioná-la coronalmente para cobrir a raiz.[13]

Gottlow et al (1986) examinaram o resultado da cura após tratamento de defeitos de tipo recessão produzidos experimentalmente com uma aba coronalmente avançada em cães. A análise histológica após 3 meses de cicatrização revelou que em média 20% do comprimento apicocoronal do defeito original tinha sido exposto devido à recessão durante a cicatrização (ou seja, cerca de 80% de cobertura da raiz foi alcançada), 40% foi coberto por epitélio e 40% demonstrou nova ligação do tecido conjuntivo. Os factores determinantes para o tipo de cicatrização foram o tamanho e a forma do defeito. A possibilidade de conseguir uma nova fixação do tecido conjuntivo na porção apical do defeito parecia ser consideravelmente melhor nos defeitos estreitos de recessão do que nos mais amplos, muito provavelmente porque o ligamento periodontal nas partes laterais do defeito servirá como fonte de tecido de granulação a partir do qual se pode desenvolver uma nova fixação do tecido conjuntivo.[37]

CIRURGIAS MUCOGINGIVAL

O termo cirurgia da mucogingival foi inicialmente introduzido na literatura por **Friedman** para descrever procedimentos cirúrgicos para a correcção das relações entre a gengiva e a mucosa oral com referência a três problemas específicos: os associados à gengiva ligada, vestíbulos pouco profundos e um frenesim que interfere com a gengiva marginal.[13]

Terapia mucogingival é um termo geral utilizado para descrever procedimentos de tratamento não cirúrgico e cirúrgico para correcção de defeitos de morfologia, posição e/ou quantidade de tecido mole e suporte ósseo subjacente nos dentes e implantes. Um termo mais específico, cirurgia mucogingival, foi introduzido nos anos 50 por **Friedman (1957)** e foi definido como "procedimentos cirúrgicos concebidos para preservar a gengiva, remover frênulos aberrantes ou ligações musculares, e aumentar a profundidade do vestíbulo".[37]

Frenectomia/ Frenotomia

Um frenum é avaliado em relação à profundidade vestibular, zona de gengiva anexa, papila interdental e diastema. A frenectomia é a remoção completa do freno incluindo a sua fixação ao osso subjacente enquanto que a frenotomia (incisão do freno) está a deslocar a fixação frenal de modo a criar uma zona de gengiva fixa entre a margem gengival e o freno.[13]

Na era da cirurgia plástica periodontal, estão a ser adoptadas técnicas mais conservadoras e precisas para criar resultados mais funcionais e estéticos. Técnicas recentes com aplicação de laser, deslocalização frenal por plastia Z, frenectomia com enxerto de tecido mole evitam cicatrizes típicas em forma de diamante e facilitam a cicatrização. Uma ferida produzida por incisão durante a cirurgia plástica periodontal, passa por um processo complexo e dinâmico de cicatrização e resulta numa melhor configuração e função anatómica estética. O objectivo de elevar uma espessura parcial do tecido gengival para deslocamento lateral é conseguir uma cicatrização com união primária que cicatriza rapidamente com um mínimo de edema, sem infecção local, sem separação das bordas da ferida e sem formação ou formação mínima de cicatrizes. Isto tem lugar em três fases distintas.

1) Fase I: **Fase inflamatória** (Dia 1-5) - Marcada por características clássicas de inflamação, exsudação de soro e migração de neutrófilos seguida de monócitos para remoção de detritos cirúrgicos. Na última parte desta fase, as células epiteliais da margem começam a migrar sobre a incisão. Simultaneamente, os fibroblastos começam a reconstrução do tecido conjuntivo.

2) Fase II: **Fase Proliferativa** (Dia 5- 14) - Há continuação da migração das células epiteliais para a ferida e os fibroblastos depositam colagénio e substância triturada. Os linfáticos recanalizam-se, os vasos sanguíneos proliferam e desenvolvem-se numerosos capilares. O tecido de granulação forma-se mas não ganha uma força de tracção apreciável. Clinicamente, a área parece vermelha e edematosa. Na última parte desta fase, muitas das alterações inflamatórias e proliferativas começam a desaparecer. A contracção da ferida começa.

3) Fase III: **Fase de maturação** (Dia 14 - cura completa) - Normalmente por esta altura a continuidade epitelial é mantida. A ligação cruzada das fibras de colagénio tem lugar, o que resulta num ganho em resistência à tracção. Inflamação e edema diminuem. A contracção da ferida ocorre durante um período de poucas semanas e meses. O tecido torna-se gradualmente normal, a cicatrização é completa e não se observa qualquer cicatriz.[41]

Vestibular / procedimento de extensão gengival[37]

As "operações de extensão vestibular", foram concebidas principalmente com o objectivo de estender a profundidade do sulco vestibular (**Bohannan 1962**). As "técnicas de desnudação" incluíam a remoção de todo o tecido mole dentro de uma área que se estendia desde a margem gengival até um nível apical até à junção mucogingival, deixando o osso alveolar completamente exposto (**Ochsenbein 1960, Corn 1962, Wilderman 1964**). A cura após este tipo de tratamento resultou frequentemente num aumento da altura da zona gengival, embora em alguns casos apenas se tenha observado um efeito muito limitado. No entanto, a exposição do osso alveolar produziu uma reabsorção óssea grave com perda permanente da altura óssea (**Wilderman et al. 1961**). Além disso, a recessão da gengiva marginal na zona cirúrgica excedeu frequentemente o ganho de gengiva obtido na porção apical da ferida (**Carranza & Carraro 1963, Carraro et al 1964**). Devido a estas complicações e a fortes dores pós-operatórias para o paciente, a utilização da "técnica de desnudação" dificilmente pode ser justificada. Com o procedimento de "retenção periosteal" ou procedimento de "retalho fendido" apenas a porção superficial da mucosa oral dentro da área da ferida é removida, deixando o osso coberto pelo periósteo (**Staffileno et al 1962, Wilderman 1963**). Embora a preservação do periósteo implique que ocorrerá uma reabsorção óssea menos severa do que seguindo a "técnica de desnudação", foi observada perda de altura óssea crestal também após este tipo de operação, a menos que uma camada relativamente espessa de tecido conjuntivo tenha sido retida na superfície óssea (**Costich & Ramfjord 1968**). Se uma camada espessa não fosse retida, o tecido conjuntivo periosteal tendia a sofrer necrose e a subsequente cicatrização assemelhava-se muito à "técnica de desnudação".Os resultados pós-operatórios (Figura.16) dos procedimentos de extensão vestibular dependem do grau em que os vários tecidos contribuem para a formação de tecido de granulação na área da ferida (**Karring et al 1975**). Após a "desnudação" ou "técnica de retalho fendido", a área da ferida é preenchida com tecido de granulação derivado do ligamento periodontal, o tecido dos espaços da medula óssea, o tecido conjuntivo periosteal retido e a gengiva e mucosa de revestimento circundantes. O grau de reabsorção óssea induzida pelo trauma cirúrgico influencia a quantidade relativa de tecido de granulação que cresce na ferida a partir destas várias fontes de tecido. A reabsorção do osso crestal expõe quantidades variáveis do tecido do ligamento periodontal na área marginal permitindo que o tecido de granulação do ligamento periodontal preencha a porção coronal da ferida. Quanto maior for a perda óssea, maior é a porção da ferida que se torna preenchida com tecido de granulação do ligamento periodontal. Este tecido particular possui a capacidade de induzir queratinização do epitélio de cobertura. Isto significa que o alargamento do tecido queratinizado após as operações de "desnudação" e "retalho fendido" é conseguido à custa de uma altura óssea reduzida. A "técnica de desnudação" resulta geralmente em mais perda óssea do que a "técnica de retalho fendido". Portanto, uma maior quantidade de tecido de granulação com a capacidade de induzir um epitélio queratinizado desenvolve-se na área marginal seguindo a "técnica de desnudação" do que seguindo a "técnica de retalho fendido". Isto está de acordo com a observação clínica de que a "técnica de desnudação" é geralmente superior à "técnica de retalho fendido" no aumento da largura do tecido queratinizado (Bohannan 1962). Pode-se concluir que o sucesso ou fracasso no aumento da largura do tecido queratinizado pela técnica de "desnudação" ou "retalho fendido" está relacionado com a origem do tecido de granulação, que está relacionado com a extensão da perda óssea induzida pelo trauma cirúrgico. Isto, por sua vez, significa que o resultado em relação ao aumento da largura gengival por métodos que envolvem exposição periosteal ou desnudação do osso alveolar é imprevisível.37

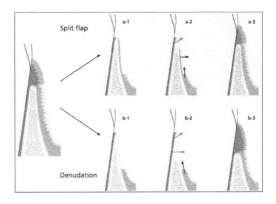

Figura.16. Desenho esquemático ilustrando diferentes fases de cura seguindo as técnicas de "split flap" (a) e "denudation" (b).

Enxertos de tecido mole de pedículo37

Nas áreas em redor do defeito de recessão, ou seja, onde o leito receptor consiste em osso coberto por tecido conjuntivo, o padrão de cicatrização é semelhante ao observado após uma operação tradicional de flap. Células e vasos sanguíneos do leito receptor, bem como do enxerto de tecido, invadem a camada de fibrina, que gradualmente se torna substituída por tecido conjuntivo. Logo 1 semana depois, estabelece-se uma reunião fibrosa entre o enxerto e o tecido subjacente.

A cura (Figura.17) na área onde o enxerto pedicular está em contacto com a superfície da raiz desnudada foi estudada por **Wilderman & Wentz (1965)** em cães. Segundo estes autores, o processo de cura pode ser dividido em quatro fases diferentes.

Fase de Adaptação (de 0 a 4 dias)

A aba lateralmente reposicionada é separada da superfície da raiz exposta por uma fina camada de fibrina. O epitélio que cobre o retalho de tecido transplantado começa a proliferar e a entrar em contacto com a superfície dentária na borda coronal do retalho, após alguns dias.

Fase de Proliferação (de 4 a 21 dias)

Na fase inicial desta fase, a camada de fibrina entre a superfície da raiz e a aba é invadida pelo tecido conjuntivo que prolifera a partir da subsuperfície da aba. Ao contrário das áreas onde a cura ocorre entre duas superfícies do tecido conjuntivo, o crescimento do tecido conjuntivo na camada de fibrina só pode ocorrer a partir de uma superfície. Após 6-10 dias, uma camada de fibroblastos é vista em posição de apposição à superfície da raiz. Acredita-se que estas células se diferenciam em cementoblastos numa fase posterior de cicatrização. No final da fase de proliferação, formam-se fibras finas de colagénio adjacentes à superfície da raiz, mas não foi observada uma união fibrosa entre o tecido conjuntivo e a raiz. A partir do bordo coronal da ferida, o epitélio está a proliferar apicalmente ao longo da superfície da raiz. A proliferação apical do epitélio pode parar dentro da metade coronal do defeito, embora também tenha sido observado frequentemente um maior decrescimento do epitélio.

Fase de fixação (de 27 a 28 dias)

Durante esta fase de cura, as fibras finas de colagénio são inseridas numa camada de novo cemento formado na superfície da raiz na porção apical da recessão.

Estado de Maturação

Esta última fase de cura é caracterizada pela formação contínua de fibras de colagénio. Após 2-3 meses, os feixes de fibras de colagénio são inseridos na camada de cimento na superfície da raiz curada na porção apical da recessão. Os resultados de estudos experimentais em macacos e cães sobre as características de cicatrização da ferida periodontal foram interpretados para indicar que o tecido conjuntivo gengival carece da capacidade de formar uma nova ligação do tecido conjuntivo, mas pode induzir a reabsorção radicular. Esta descoberta é de particular interesse quando se considera a fundamentação para o tratamento de defeitos de recessão através de enxertos de tecido mole livres ou pediculados. Uma vez que, nestes procedimentos cirúrgicos, o tecido conjuntivo gengival é colocado em contacto com uma superfície radicular desnudada, a reabsorção radicular deve ser esperada. A razão pela qual não é uma complicação comum após este tipo de tratamento pode ser explicada por dois possíveis eventos. Ou as células do ligamento periodontal formam uma ligação fibrosa à superfície da raiz ou as células epiteliais proliferam apicalmente, formando uma barreira protectora da raiz (epitélio juncional longo) em direcção ao tecido conjuntivo gengival.Estudos histológicos sobre se é um ou outro tipo de ligação que resulta após o tratamento de recessões com enxertos pediculares indicam que uma nova ligação do tecido conjuntivo com formação de cemento pode ser formada em parte do defeito. No estudo de **Wilderman & Wentz (1965),** uma nova fixação de tecido conjuntivo de cerca de 2 mm e uma fixação epitelial da mesma altura tinha-se formado na porção coberta de tecido mole do defeito, ou seja, cerca de 50% do defeito coberto com sucesso mostrou uma nova fixação de tecido conjuntivo.

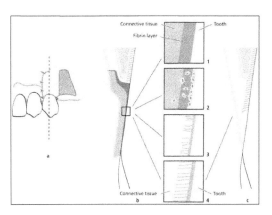

FIGURA.17. Desenho esquemático Ilustrando a cura após tratamento de uma recessão localizada de tecido mole com um enxerto de pedículo

A cura após procedimentos de enxerto pedicular foi também estudada histologicamente em macacos (**Caffesse et al 1984, Gottlow et al 1990**), e nestes estudos 38-44% dos defeitos de recessão cobertos com sucesso demonstraram a formação de novas ligações de tecido conjuntivo.O estudo de **Gottlow et al (1990)** também mostrou que a utilização de uma membrana GTR entre a superfície da raiz e o enxerto de pedículo gerou significativamente mais novas ligações de tecido conjuntivo (79% do defeito de recessão coberto).Alguns relatos de casos com secções de blocos humanos fornecem provas de que novas ligações de tecido conjuntivo com formação de cemento podem ser formadas na sequência de procedimentos de enxerto de pedículo. A avaliação histológica de dois dentes tratados com um retalho lateralmente posicionado revelou que a fixação do tecido conjuntivo foi restabelecida no quarto apical da parte coberta com sucesso da raiz (**Sugerman 1969**).

Cortellini et al (1993) examinaram histologicamente um dente tratado com o procedimento GTR e mostraram que o tecido conjuntivo enfrentava 74% do comprimento do defeito da recessão. Uma nova cementação com inserção de fibras de colagénio, ou seja, uma nova fixação do tecido conjuntivo, cobriu 48% da distância entre a borda apical da instrumentação da raiz e a margem do tecido mole.[31]

Enxertos de tecido mole grátis[37]

A cura de enxertos de tecido mole livre (Figura.18) colocados inteiramente num leito receptor de tecido conjuntivo foi estudada em macacos por **Oliver et al (1968)** e **Nobuto et al (1988).** De acordo com estes autores, a cura pode ser dividida nas três fases seguintes:

Fase inicial (de 0 a 3 dias)

Nestes primeiros dias de cura está presente uma fina camada de exsudado entre o enxerto e o leito receptor. Durante este período, o tecido enxertado sobrevive com uma "circulação plasmática" avascular do leito receptor. É essencial para a sobrevivência do enxerto que seja estabelecido um contacto próximo com o leito receptor subjacente no momento da operação. Uma camada espessa de exsudado ou um coágulo sanguíneo pode dificultar a "circulação plasmática" e resultar na rejeição do enxerto. O epitélio do enxerto livre degenera no início da fase inicial de cicatrização e, subsequentemente, torna-se destruído. Ao colocar um enxerto sobre uma recessão, parte do leito receptor será a superfície da raiz avascular. Uma vez que o enxerto depende da natureza do seu leito para difusão do plasma e subsequente revascularização, a utilização de enxertos livres no tratamento de recessões gengivais envolve um grande risco de insucesso. A área do enxerto sobre a superfície da raiz avascular deve receber nutrientes do leito de tecido conjuntivo que rodeia a recessão. Assim, a quantidade de tecido que pode ser mantida sobre a superfície da raiz é limitada pelo tamanho da área da avascular.

Fase de revascularização (de 2 a 11 dias)

Após 4-5 dias de cura, são estabelecidas anastomoses entre os vasos sanguíneos do leito receptor e os do tecido enxertado. Assim, a circulação do sangue é restabelecida nos vasos sanguíneos pré-existentes do enxerto. O período de tempo subsequente é caracterizado pela proliferação capilar, que gradualmente resulta numa densa rede de vasos sanguíneos no enxerto. Ao mesmo tempo, é estabelecida uma união fibrosa entre o enxerto e o leito de tecido conjuntivo subjacente. A reepitelização do enxerto ocorre principalmente pela proliferação do epitélio a partir dos tecidos adjacentes. Se um enxerto livre for colocado sobre a superfície da raiz desnudada, a migração apical do epitélio ao longo da superfície dentária do enxerto pode ter lugar nesta fase de cicatrização.

Fase de maturação do tecido (de 11 a 42 dias)

Durante este período, o número de vasos sanguíneos no transplante torna-se gradualmente reduzido e após aproximadamente 14 dias o sistema vascular do enxerto parece normal. Além disso, o epitélio amadurece gradualmente com a formação de uma camada de queratina durante esta fase de cicatrização. O estabelecimento e manutenção de uma "circulação plasmática" entre o leito receptor e o enxerto durante a fase inicial de cicatrização é fundamental para o resultado deste tipo de terapia. A fim de assegurar condições ideais para a cura, o sangue entre o enxerto e o local receptor deve ser removido exercendo pressão contra o enxerto após a sutura.[37]

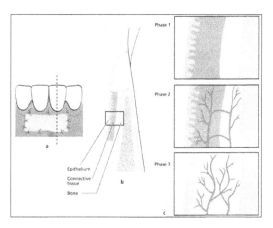

FIGURA.18. Desenhos esquemáticos que ilustram a cura de um enxerto gengival livre colocado totalmente sobre uma cama de recepção de tecido conjuntivo.

Como visto microscopicamente, a cura de um enxerto de espessura intermédia (0,75 mm) está completa em 10,5 semanas; enxertos mais espessos (1,75 mm) podem requerer 16 semanas ou mais. O aspecto bruto do enxerto reflecte as alterações do tecido no seu interior. No momento do transplante, os vasos do enxerto estão vazios e o enxerto está pálido. A palidez muda para um branco isquémico acinzentado durante os primeiros 2 dias até ao início da vascularização e aparece uma cor rosa. A circulação plasmática acumula-se e provoca amolecimento e inchaço do enxerto, que são reduzidos quando o edema é removido do local receptor pelos novos vasos sanguíneos. A perda do epitélio deixa o enxerto liso e brilhante. O novo epitélio cria uma superfície fina, cinzenta e semelhante a um véu que desenvolve características normais à medida que o epitélio amadurece. A integração funcional do enxerto ocorre no décimo sétimo dia, mas o enxerto é morfologicamente distinguível do tecido circundante durante meses. O enxerto mistura-se eventualmente com tecidos adjacentes, mas por vezes, embora rosado, firme e saudável, é um pouco bulboso.[13]

Enxertos de tecido conjuntivo

A técnica do tecido conjuntivo foi originalmente descrita pela **Edel** e baseia-se no facto de o tecido conjuntivo transportar a mensagem genética para que o epitélio sobrejacente seja queratinizado. Portanto, apenas o tecido conjuntivo de uma zona queratinizada pode ser utilizado como enxerto. Esta técnica tem a vantagem de o tecido doador ser obtido a partir da superfície inferior da aba palatina, que é suturada novamente no fecho primário; portanto, a cicatrização é por primeira intenção. Há menos desconforto para o doente no pós-operatório no local doador. Nos casos em que a cirurgia de retalho resectivo está planeada para o palato, o tecido conjuntivo removido para afinar o retalho palatal pode ser utilizado como tecido de enxerto para aumentar as áreas de recessão. Outra vantagem é que uma melhor estética pode ser conseguida devido a uma melhor correspondência da cor do tecido enxertado com as áreas adjacentes.[13]

REGENERAÇÃO GUIADA DE TECIDOS

O método para a prevenção da migração epitelial ao longo da parede cimentícia da bolsa que tem ganho grande atenção é a chamada regeneração guiada de tecidos (GTR). Este método deriva dos estudos clássicos de **Nyman, Lindhe, Karring e Gottlow** e baseia-se no pressuposto de que apenas as células do ligamento periodontal têm o potencial de regeneração do aparelho de fixação do dente. Consiste na colocação de barreiras de diferentes tipos para cobrir o osso e o ligamento periodontal, separando-os assim temporariamente do epitélio gengival. A exclusão do epitélio e do tecido conjuntivo gengival da superfície da raiz durante a fase de cicatrização pós-cirúrgica não só impede a migração epitelial para a ferida, como também favorece o repovoamento da área pelas células do ligamento periodontal e do osso.[13]

As experiências iniciais em animais utilizando filtros Millipore e membranas de teflon resultaram na regeneração de cemento e osso alveolar e num ligamento periodontal funcional. Relatórios de casos clínicos mostraram que a regeneração guiada de tecidos resulta num ganho no nível de fixação, que não está necessariamente associado a uma acumulação de osso alveolar. Estudos histológicos em humanos forneceram evidências de regeneração periodontal na maioria dos casos, mesmo em casos de perda óssea horizontal.[13]

De acordo com o princípio biológico da regeneração guiada dos tecidos, sem um método de repovoamento selectivo da superfície da raiz, o sistema de suporte do cemento, ligamento periodontal e osso não pode ser renovado de forma fiável. Na técnica GTR, a possibilidade de tanto as células do ligamento periodontal como as células ósseas terem migrado coronalmente não pode ser excluída. Além disso, foi recentemente relatado que as células ósseas cultivadas em superfícies dentárias podem produzir tecido tipo cemento celular e acelular, tanto in vitro como in vivo.[42]

Melcher sugeriu que durante a cura, a superfície da raiz pode ser repovoada por células de qualquer uma das quatro fontes: epitélio, tecido conjuntivo gengival, ligamento periodontal e osso. As células do ligamento periodontal foram ainda responsáveis pela manutenção da integridade das fibras, do osso e do cemento. Melcher também postulou que durante a cicatrização as células que repovoavam a ferida determinavam a natureza da ligação.[43]

CURA ÓSSEA

O osso é uma forma especializada de tecido conjuntivo composto tanto de fases orgânicas como inorgânicas. A matriz orgânica é composta principalmente de colagénio de tipo I incorporado numa substância triturada de glicosaminoglicanos. A fase inorgânica é composta principalmente de cristais de hidroxiapatite. [12]

O osso é único na sua capacidade de curar sem cicatrizes. Isto porque o osso está constantemente a ser renovado pelo processo de remodelação; contudo, outros tecidos como a pele são constantemente renovados e ainda formam tecido cicatrizado.[44]

A sequência básica de eventos na reparação da fractura óssea é semelhante à da reparação do tecido mole, excepto que a primeira envolve a calcificação da matriz do tecido conjuntivo. A cura óssea é dividida em três fases: a fase inflamatória, a fase reparadora e a fase de remodelação.[12]

Quando um osso é fracturado, pequenos vasos sanguíneos contidos em canais haveresianos, medula óssea e periósteo são cortados. Como resultado, ocorre uma hemorragia e um hematoma preenche a fenda da fractura. Este coágulo sanguíneo forma uma malha de fibrina solta que sela mais ou menos o local da fractura e também serve de estrutura para o crescimento de fibroblastos e novos botões capilares a partir dos vasos sanguíneos do periósteo, endósteo e medula óssea. O coágulo é organizado para produzir um calo de tecido mole que fornece ancoragem para os fragmentos ósseos mas não produz rigidez estrutural.

Após os primeiros dias, o tecido de granulação amadurece em cartilagem e matriz óssea para formar um calo fibrocartilaginoso que faz a ponte entre a fenda da fractura. Este calo sofre mineralização para formar o osso tecido, que se desenvolve por ossificação endocondral no calo e por deposição subperiosteal na sua periferia. Este osso imaturo é posteriormente substituído por osso lamelar maduro constituído por feixes de colagénio dispostos regularmente. A remodelação segue-se com o tempo e acaba por resultar num osso denso e compacto.[12]

É amplamente aceite que as células do periósteo dão uma contribuição importante para a cura de feridas ósseas, especialmente para fracturas de ossos longos. O periósteo apresenta duas características que são importantes em qualquer consideração do seu papel na cura: (1) Consiste em pelo menos duas camadas, uma camada fibrosa exterior que não parece possuir potencial osteogénico e uma camada interior de câmbio ou osteogénico que o faz. A camada osteogénica parece ser contínua com endosteum onde os canais se abrem para a superfície do osso. (2) Dependendo do estado da sua actividade, a camada osteogénica pode conter um número variável de estratos celulares e as células podem apresentar diferentes graus de maturação. A camada osteogénica do periósteo de um osso jovem em crescimento pode ter várias camadas. As camadas externas de células adjacentes ao periósteo fibroso contêm geralmente células divisórias e, assim, fornecem a frente para um fornecimento contínuo de novos osteoblastos. À medida que a superfície óssea é abordada, as células podem ser vistas progressivamente a apresentar características morfológicas consistentes com a síntese activa, enquanto que as células na superfície óssea podem ser reconhecidas como osteoblastos activos. A camada osteogénica de um periósteo em tal estado de actividade pode estar em equilíbrio, a taxa de produção de novas células capazes de se diferenciarem em osteoblastos igualando a perda de células do compartimento para a população de osteócitos. Em alternativa, um aumento unilateral da produção de novas células ou uma diminuição da taxa de transformação dos osteoblastos em osteócitos, levará a um aumento da espessura da camada osteogénica ou, se o contrário ocorrer, a um desbaste da camada osteogénica.[45]

As células de uma aba de periósteo que foi elevada do osso adulto e substituída não dão origem a novo osso; o novo osso que é depositado no local tem origem nas células de periósteo não perturbado que rodeiam a aba.[45]

DEFEITOS INTRA-ÓSSEOS

De acordo com o **Glossário de Termos da Academia Americana de Periodontologia**, um defeito intra-ósseo é definido como um "defeito periodontal dentro do osso rodeado por uma, duas ou três paredes ósseas ou uma combinação delas".

Os defeitos intrabónicos são geralmente classificados de acordo com os critérios apresentados pela Goldman & Cohen:

• **Defeitos de uma parede intra-óssea**: defeitos limitados por uma parede óssea e pela superfície do dente;

• **Defeitos intra-ósseos de duas paredes**: defeitos limitados por duas paredes ósseas e pela superfície do dente;

• **Defeitos intra-ósseos de três paredes**: defeitos limitados por três paredes ósseas e pela superfície do dente.

Enquanto os defeitos intraósseos de uma parede são caracterizados por apenas uma área limitada para a proliferação das células do ligamento periodontal na porção apical do defeito, os defeitos angulares delimitados por pelo menos duas paredes ósseas também produzem fontes laterais para a proliferação das células do ligamento periodontal e, portanto, podem sarar de uma forma mais previsível do que os defeitos intra-ósseos de uma parede.A regeneração periodontal em defeitos angulares é documentada pela demonstração da formação de novo cemento radicular com inserção de fibras de colagénio numa superfície radicular previamente exposta à periodontite. Independentemente do tratamento efectuado, a cura dos defeitos intra-ósseos não resultou na regeneração de uma nova fixação periodontal, mas sim, na reparação pela formação de um longo epitélio juncional que se estende até ou perto do fundo dos defeitos intra-ósseos. Concomitantemente com o desenvolvimento de um revestimento epitelial virado para as superfícies radiculares instrumentais sem nova fixação do tecido conjuntivo, a nova formação óssea foi um achado frequente na porção intra-óssea da lesão. Contudo, o epitélio juncional foi sempre interposto entre o enchimento ósseo e a raiz. A formação de um longo epitélio juncional (LJE) foi verificada em biópsias em bloco humano após curetagem de bolsas intra-ósseas com retalho aberto.[46]

CURA DE DEFEITOS DE FURCAÇÃO

Foi sugerido por **Melcher** que o tipo de célula que repopula a periodontite afectada pela superfície radicular após a cirurgia periodontal determina a natureza da ligação que se vai formar. Após intervenção cirúrgica na região periodontal, a superfície da raiz descolada e limpa pode ser repovoada por quatro tipos diferentes de células:

1) células epiteliais

2) células de tecido conjuntivo gengival

3) células ósseas

4) células do ligamento periodontal.

A cura de defeitos de furcação após cirurgia de retalho incluindo enxerto ósseo foi estudada em experiências em macacos que revelaram que dos vários enxertos utilizados apenas em enxertos de medula óssea ilíaca tinham células formadoras de osso que sobreviviam ao transplante. A utilização de enxertos de medula ilíaca resultou quase consistentemente no preenchimento ósseo dos defeitos experimentais, mas a cura foi frequentemente acompanhada por anquilose e reabsorção radicular. Foi sugerido que eram as células formadoras de osso, transferidas para os defeitos com os enxertos, que estavam a induzir a reabsorção radicular. Na altura em que foram mortos, os macacos utilizados nestes estudos foram injectados com tinta indiana no sistema vascular, permitindo assim determinar o curso dos vasos sanguíneos em espécimes histológicos espessos e limpos, representando várias fases de cicatrização. Pareceu a partir do curso dos vasos sanguíneos, que a maior porção de tecido recém-formado nos defeitos de furcação teve origem no ligamento periodontal no fundo do defeito, enquanto que apenas uma pequena porção teve origem no osso. Foi sugerido que o esmagador crescimento do tecido do ligamento periodontal inibiu a formação óssea na furcação e que o novo cemento na superfície da raiz na bifurcação, incluindo a substância semelhante ao cemento observada em torno das partículas ósseas implantadas, foi produzido pelas células do ligamento periodontal. Assim, os resultados destes estudos sugerem que as células chave na regeneração periodontal são as células do ligamento periodontal.[47]

REVISÃO DE LITERATURA

CICATRIZAÇÃO APÓS ESCALADA E APLAINAMENTO DAS RAÍZES

Waerhaug [J48] estudou a cura da junção dentoepitelial após o controlo da placa subgengival. O material consistia num total de 84 dentes que tinham de ser extraídos por uma ou outra razão. Uma condição para que um dente fosse incluído neste ensaio clínico era que a profundidade da bolsa fosse de 3 mm ou mais em pelo menos uma das quatro superfícies. Em 11 casos, a escamação foi efectuada em combinação com uma operação de flap. Em 31 dentes, a descamação foi feita imediatamente antes de serem extraídos; o objectivo era estabelecer até que ponto era tecnicamente possível remover toda a placa e cálculo das quatro superfícies ao mesmo tempo. Em 53 casos, a descamação experimental foi realizada em períodos de observação variáveis antes de os dentes serem extraídos. Nestes casos, o objectivo era estabelecer quão rapidamente uma junção dento-epitelial normal será restabelecida, e inversamente, quão rapidamente e de que forma a placa subgengival é reformada. A profundidade da bolsa era originalmente de 5 mm ou mais e a escalada foi realizada em combinação com a gengivectomia que se estendia até ao fundo da bolsa. A profundidade da bolsa após um período de cicatrização de 49 dias era de cerca de 1,5 mm em toda a volta. Assim, o autor concluiu que se toda a placa subgengival for completamente removida, o epitélio juncional será readaptado à superfície do dente livre de placa, a partir da borda das fibras de fixação à margem gengival. Se for impedida a formação de mais placas supragengivais, as condições gengivais ideais com ausência de patologia podem ser mantidas.

Walsh TF, Waite [IM49] comparou a cura pós-cirúrgica após desbridamento por ultra-sons ou instrumentos manuais. Foram incluídos no estudo quinze pacientes que necessitavam de cirurgia periodontal nos quadrantes posteriores maxilares. Foi utilizada uma técnica de boca dividida com atribuição de quadrantes por alternância aleatória. Foram realizadas avaliações em determinados intervalos de tempo utilizando o Índice Gengival, medição de fluidos creviculares, Índice de Placa e Índice de Retenção. A experiência da dor após a cirurgia também foi observada. Aproximadamente 8 semanas após a avaliação inicial, foi realizada a cirurgia de retalho periodontal. De um lado foi efectuado o desbridamento utilizando um escaler ultra-sónico, do outro lado, foi utilizada instrumentação manual. No lado que recebeu o desbridamento ultra-sónico durante a cirurgia, houve um aumento da taxa de cicatrização medida pelo Índice Gengival e fluido crevicular. Não houve diferença na experiência de dor pós-operatória, Índice de Placa ou Índice de Retenção.

Lindhe J, Parodi R, Liljenberg B et [a]50 realizaram um estudo para comparar a composição estrutural da gengiva dos cães que não tinham sofrido anteriormente de inflamação com a gengiva que durante seis meses tinha sido inflamada, mas posteriormente curada. As experiências foram levadas a cabo em oito cães. Após o desmame, os cães foram diariamente submetidos a limpeza dentária. Quando os animais tinham dez meses de idade, foi realizado um exame clínico após o qual os cães foram distribuídos aleatoriamente em dois grupos, A e B. Imediatamente após as avaliações clínicas, foram obtidas biópsias gengivais dos pré-molares e molares dos cães do grupo A. Os cães do grupo B foram autorizados a acumular placa bacteriana durante um período de 6 meses após o qual os exames foram repetidos e as biópsias foram recolhidas em áreas pré-determinadas da dentição. Após a biopsia, os dentes restantes dos cães do grupo B foram escalados. Durante as seis semanas seguintes, os animais foram diariamente submetidos a limpeza dentária. Os exames foram repetidos e as biópsias foram recolhidas nos dias 4, 7, 14, 21, 28 e 42. O material da biópsia foi submetido a análise morfométrica. Os resultados mostraram que é possível transferir uma gengiva cronicamente inflamada para uma que, de um ponto de vista clínico e estrutural, é quase idêntica a uma gengiva que nunca foi exposta a uma acumulação grosseira de placas. Esta mudança foi conseguida pela eliminação do cálculo e da placa e pela instituição de um programa de controlo de placa cuidadosamente praticado diariamente. Durante a cura, a infiltração da célula inflamatória no tecido conjuntivo abaixo do epitélio juncional desapareceu gradualmente e foi sendo substituída por colagénio. Em comparação com a gengiva inflamada durante a cura, o conteúdo de leucócitos do epitélio juncional foi reduzido, enquanto que as formações de pinos rete permaneceram. Nas papilas de tecido conjuntivo por baixo destas rete pegs, os vasos podiam ser reconhecidos. Isto deu ao tecido conjuntivo da gengiva sarada um conteúdo vascular mais elevado do que o de uma gengiva que não tinha sofrido anteriormente de inflamação.

Laurell [L]51 comparou a cicatrização periodontal expressa em redução do número de sítios com profundidades de sondagem de 4 mm ou mais profundas e hemorragia nas sondagens após escalada e aplainamento radicular com o Sonicflex e os escaladores sónicos Titan-S. Quinze pacientes com periodontite moderadamente avançada participaram no estudo. Em cada paciente, um lado da dentição foi tratado com o Sonicflex e o outro com os escaladores sónicos de Titan-S. Reexaminações realizadas três e sete meses após o tratamento mostraram reduções significativas e semelhantes no número de locais com profundidades de sondas maiores ou iguais a 4 mm e escores de hemorragia para os dois lados.

Aimetti M, Romano F, Peccolo DC et [a]52 realizaram um estudo para comparar, em termos de cobertura radicular, duas modalidades diferentes de tratamento de superfície radicular, aplainamento e polimento radicular versus polimento apenas, ao longo de um período de 12 meses. Foram seleccionados para o estudo 24 pacientes não fumadores (14 mulheres e 10 homens) com altos níveis de higiene oral (pontuação total da placa bucal <20%) e com duas recessões bilaterais de Classe I Bucal até 2 mm de profundidade. Em cada paciente foi atribuída uma recessão aleatoriamente ao grupo de teste e a outra contralateral ao grupo de controlo. No grupo de ensaio, as superfícies radiculares expostas foram tratadas com escalas e aplainamento radicular e polidas com mini copos de borracha, enquanto no grupo de controlo os locais de recessão foram apenas polidos. A instrumentação da superfície da raiz foi repetida duas vezes por mês durante os primeiros dois meses e a intervalos de dois meses durante os dez meses seguintes. Foram feitas medições clínicas na linha de base e 12 meses de pós-terapia. Na linha de base, a profundidade média da recessão no grupo de ensaio foi de 1,64 +_0,37 mm e nos locais de controlo de 1,43 +_0,42 mm, que diminuíram em 12 meses para 0,78 +_0,60 mm e para 1,34 +_0,45 mm, respectivamente. A diferença entre os dois grupos foi significativa. Os autores concluíram que a remoção de toxinas microbianas das superfícies radiculares expostas por polimento impede uma maior progressão da recessão gengival; a redução da convexidade radicular por escalonamento e aplainamento radicular promove o deslocamento coronal da margem gengival.

Wilson TG, Carnio J, Schenk R et [al53] avaliaram a resposta histológica em humanos à remoção de cálculo e biofilme com a ajuda do endoscópio dentário. Doze dentes em seis pacientes foram identificados como dentes de teste e todos os depósitos subgengivais visíveis com o endoscópio foram removidos num único tratamento por um operador experiente no aplainamento radicular e na utilização do endoscópio dentário. Os doze dentes e a porção coronal do seu aparelho de fixação periodontal foram removidos seis meses após um único episódio de descamação subgengival fechada e aplainamento radicular. As biópsias foram processadas para avaliação histológica. Os resultados mostraram que não havia sinais histológicos de inflamação crónica. Foram vistos depósitos de cálculo e biofilme numa secção de um dente, mas aparentemente foram depositados após a terapia inicial. A reparação óssea e o crescimento de um longo epitélio juncional foram observados em superfícies radiculares anteriormente doentes.

CURA APÓS CURETAGEM

Henry M. [Goldman54] realizou um estudo para avaliar a lógica do tratamento da bolsa intra-óssea por curetagem subgengival. Num caso, um homem de 56 anos de idade em que havia uma bolsa intra-óssea profunda no aspecto distal do incisivo central superior esquerdo clinicamente, a margem gengival foi retraída; foi observada uma hemorragia e um exsudado purulento. Após curetagem subgengival, a margem gengival aderiu ao dente e não permitiu que a sonda fosse inserida entre este e o dente. Foi observada uma nova formação óssea na radiografia que estava a ser feita seis meses após a operação. No caso II foi realizada uma curetagem subgengival para o tratamento de uma bolsa intra-óssea sobre o aspecto mesial de um terceiro molar maxilar de um homem de 22 anos. As radiografias do caso após seis meses demonstraram que pontos de guta-percha colocados tanto do lado vestibular como palatino não conseguiam penetrar para além da fenda gengival. O terceiro caso ilustrou claramente a reparação do osso após o tratamento de uma bolsa intra-óssea no aspecto mesial de uma cúspide esquerda mandibular de uma mulher, com 42 anos de idade. Na radiografia, foi observada a regeneração de uma lâmina dura. No caso IV foi encontrada uma bolsa intra-óssea no aspecto distal de um primeiro pré-molar mandibular esquerdo de um homem de 53 anos de idade. Uma massa radiopaca constituída por uma consistência tipo putty de subnitrato de bismuto e glicerina foi inserida na bolsa antes da tomada da radiografia. A reparação do osso podia ser vista após a curetagem subgengival. O tempo decorrido entre a operação e a reparação foi de quatro meses. No caso V de um homem de 47 anos com bolsas intra-ósseas sobre o aspecto mesial do primeiro e segundo molares mandibulares. Enquanto o primeiro era considerado inoperante, a curetagem subgengival foi realizada para ambos. Seis meses mais tarde, a regeneração da lâmina dura em ambos os casos foi evidente. No caso VI, uma mulher, com 37 anos de idade, queixou-se do afrouxamento de um incisivo lateral esquerdo maxilar. O exame revelou uma bolsa profunda no aspecto distal e palatino com retracção da margem gengival. A apalpação causou muito sangramento e foi observado um exsudado purulento. Uma radiografia mostrou uma perda óssea acentuada e um ponto de guta-percha inserido na bolsa mostrou que o fundo da bolsa era apical à crista óssea. A curetagem subgengival foi realizada sob anestesia local. Após a cura, o dente tornou-se firme e a sondagem não permitia a entrada entre a gengiva e o dente. A radiografia mostrava a deposição de osso após seis meses.

Schaffer EM, Zander HA55 relatou provas microscópicas de recolocação e mediu a quantidade tanto clínica como microscópica. Oito bolsas foram operadas mas em apenas seis foram feitas medições tanto clínicas como microscópicas. Destas seis, a reimplantação de 2 mm foi conseguida em três casos. O quarto caso mostrou uma reimplantação de 1 mm microscopicamente e uma reimplantação clínica de 2 mm. Esta discrepância nas medições não é explicada. Nos dois casos restantes, não foi efectuado qualquer reimplementação. Os autores declararam que tanto o tecido conjuntivo como o tipo epitelial de reimplementação foram alcançados, mas não conseguiram tabular quantos de cada um deles resultaram dos seus esforços.

CURA APÓS GENGIVECTOMIA

Wennstrom [J56] conduziu um ensaio clínico a fim de analisar se uma zona de gengiva queratinizada e anexada pode regenerar-se após a excisão cirúrgica da gengiva. Além disso, foram avaliadas as alterações ocorridas na posição da margem do tecido mole e o nível de fixação clínica. Seis pacientes, programados para cirurgia periodontal nas regiões canino-premolares de ambos os quadrantes da mandíbula inferior, participaram no ensaio. Um exame de base realizado antes da cirurgia incluiu avaliações na superfície vestibular dos dentes da placa dentária, gengivite, profundidade da sonda, nível de fixação clínica, posição da "margem do tecido mole" e largura das zonas da gengiva queratinizada e fixada. Toda a zona de queratinização e fixação da gengiva foi removida cirurgicamente usando ou uma "gengivectomia" ou um procedimento de "'flap-excisão". No procedimento de "gengivectomia", a zona ferida foi deixada a cicatrizar por segunda intenção. Durante a cicatrização, o estado de higiene oral dos pacientes foi cuidadosamente supervisionado. Um mês após a cirurgia, todas as unidades de gengivectomia demonstraram a presença de uma zona de gengiva queratinizada.

Pick MP, Pecaro BC, Silberman [CJ57] avaliou a utilização da gengivectomia laser (Laser CO2) para a remoção da hiperplasia de fenitoína em doze casos. As vantagens do procedimento incluem a ausência de hemorragia que produz um campo seco, cirurgia sem contacto, esterilização da área cirúrgica, cura imediata, desconforto pós-operatório mínimo e tempo mínimo gasto para realizar o procedimento. A cicatrização dos tecidos não era notável, e a camada epitelial das células parecia estar recuperada em cerca de 10 a 11 dias.

Rosa DSA, Aranha ACC, Eduardo CDP et [al58] estudaram a cura após a remoção da pigmentação gengival da melanina utilizando um laser Er:YAG. Cinco pacientes com pigmentação da melanina gengival participaram neste estudo. A irradiação foi realizada a 64,0 mJ/pulso (8,5 J/cm^2 por pulso) e 10 Hz sob pulverização de água em modo de contacto. Parâmetros clínicos tais como sangramento, inchaço, vermelhidão e cicatrização, foram avaliados imediatamente após a cirurgia e 24 horas, 1 e 4 semanas e 3 meses mais tarde. Foi utilizada uma escala visual analógica para avaliar o nível de dor experimentado. O laser Er:YAG abalou eficazmente o tecido epitelial contendo pigmentação de melanina. Com 1 semana, a gengiva mostrou epitelização rápida com uma aparência saudável em todos os casos. Com 2 semanas, a gengiva mostrou uma cicatrização satisfatória com uma melhoria significativa na cor e recuperação da espessura do tecido. Com 1 mês, observou-se uma cicatrização completa; após 3 meses de avaliação, não foi observada qualquer deformidade gengival ou recessão.

Gultekin SE, Senguven B, Sofuoglu A et al.[59] avaliaram histologicamente a expressão da laminina 5 e colagénio tipo IV na regeneração do epitélio gengival após aplicação directa de taurina em amostras gengivais humanas incisas. O estudo foi conduzido em dezasseis amostras gengivais obtidas de amostras de gengivectomia de oito pacientes adultos com sobrecrescimento gengival generalizado. As amostras foram divididas em dois grupos: amostras aplicadas de gengiva com 1% de membrana de colagénio hidratada em taurina (n = 8) e de membrana de colagénio hidratada em sal (n = 8). O comprimento do epitélio recém-formado na superfície da ferida e inflamação foi avaliado em secções coradas com hematoxilina e eosina. A formação da membrana basal foi avaliada através da detecção da lamina 5 e expressões de colagénio de tipo IV em amostras coradas imunohistoquimicamente. Foi observada uma nova formação epitelial completa em amostras de gingivectomia tratada com taurina a 1%, enquanto que a regeneração incompleta do epitélio foi observada em amostras de gingivectomia de controlo. O comprimento do epitélio recém-formado mostrou uma correlação negativa com a inflamação no grupo taurino. Os autores concluíram que a aplicação local da membrana colagénio hidratada de taurina em feridas gengivais humanas demonstrou a evidência histológica de reepitelização rápida com taurina.

CICATRIZAÇÃO APÓS CIRURGIA DE RETALHO

Staffileno H, Wentz F e Orban [B60] estudaram o processo de cicatrização em abas de espessura dividida levantadas da placa vestibular de osso alveolar na área dos dentes pré-molares em quatro cães mestiços adultos com dentes permanentes completamente irrompidos. Após a cirurgia, a aba foi substituída na posição original. A borda gengival da aba foi suturada até à metade da porção papilar da gengiva interdentária. A aba foi reposicionada e a cicatrização foi iniciada com intenção primária. Os animais foram sacrificados com zero horas, dois dias, seis dias, catorze dias, vinte e um dias e sessenta dias. As primeiras horas mostraram a aba imobilizada por suturas sem deformidade e a ferida foi selada por um coágulo de fibrina na área da incisão. Em seis dias, o epitélio tinha regenerado e selado a ferida. Ao mesmo tempo, o tecido conjuntivo era altamente celular e a diferenciação de muitas células tinha ocorrido. Os linfócitos, fagócitos, fibroblastos, osteoclastos, osteoblastos e células endoteliais eram numerosos e mobilizados para provocar a reparação desta cirurgia de flap de espessura dividida. A reabsorção osteoclástica ocorreu principalmente no sexto dia após a cirurgia. Após seis dias, a actividade osteoclástica diminuiu e finalmente cessou entre catorze e vinte e um dias. A actividade osteoblástica foi observada nos espaços da medula dois dias após a cirurgia. O resultado foi a formação de osso osteofítico para compensar a perda no lado da placa vestibular. No entanto, a actividade osteoblástica mais intensa foi evidente aos vinte e um dias nas áreas da placa vestibular e cristais. Em sessenta dias todos os tecidos tinham sido reparados e apresentavam uma reparação funcional sem deformidade anatómica. Esta descoberta contrasta com um procedimento de retalho mucogingival (**Wilderman**) que também resultou numa reparação funcional mas com uma deformidade anatómica.

Hiatt WH, Stallard RE, Butlert [ED61] realizou um estudo para investigar o mecanismo de fixação e cura em abas mucoperiosteais com retenção gengival completa em áreas caninas maxilares de dezasseis cães mestiços e a cura foi observada no segundo e terceiro dias, 1, 2 e 3 semanas e 1, 4 e 6 meses. Verificou-se que a fixação inicial da aba era através do epitélio e que a fibrina não parecia contribuir significativamente para a retenção da aba. A fixação epitelial foi mantida sobre o esmalte nas secções de um ano. A força máxima da fixação epitelial à raiz é maior do que a fixação entre células. A reparação do tecido conjuntivo era evidente aos dois dias e porções do mesmo permaneciam aderentes à raiz durante a separação da aba à uma semana. A presença de cemento retido na superfície da raiz pode ser benéfica durante o processo de cicatrização de um retalho, uma vez que nas áreas em que o cemento tinha sido aplainado a partir da raiz, a reabsorção ocorreu antes da formação de novo cemento e da ligação do tecido conjuntivo. A cicatrização foi atrasada por uma grande acumulação de fibrina. A reabsorção mensurável do osso da crista alveolar ocorreu em menos de metade dos cães e nunca foi superior a 1 mm. Esta perda óssea foi sempre recuperada em um mês.

Caton J, Nyman S, Zander [H62] determinou o efeito de quatro procedimentos regenerativos periodontais no nível de ligação do tecido conjuntivo. Os procedimentos testados foram: 1) Procedimento de retalho Widman modificado 2) Procedimento de retalho Widman modificado combinado com transplante de medula vermelha autógena previamente congelada e osso esponjoso 3) Procedimento de retalho Widman modificado em combinação com implante de fosfato tricálcico beta e 4) aplainamento radicular periódico e curetagem de tecidos moles. Oito macacos Rhesus adultos, divididos em quatro grupos iguais, foram utilizados. Foram produzidas bolsas periodontais em torno de dentes contralaterais de uma forma padronizada. Em cada grupo de animais, as bolsas de um lado dos maxilares foram submetidas a um dos tratamentos cirúrgicos acima mencionados, enquanto as bolsas contralaterais permaneceram como controlos não operados. Três semanas antes da cirurgia, foi instituído um programa de controlo de placas cuidadosamente concebido e continuou até os animais serem sacrificados doze meses após a cirurgia. Nas secções histológicas, foram feitas medições lineares ao longo das superfícies radiculares desde a junção cemento-esmalte (CEJ) até às células mais apicais do epitélio juncional (JE). Estas medições a partir de locais operados e não operados foram então comparadas. Os dados revelaram que a cura após os quatro diferentes procedimentos regenerativos resultou na reforma de um revestimento epitelial (epitélio juncional longo) ao longo das superfícies radiculares tratadas, sem nova fixação do tecido conjuntivo.

Magnusson I, Runstad L, Nyman S et [al63] conduziram uma experiência para examinar se uma unidade gengival com um epitélio juncional longo fornece uma selagem menos eficiente contra a infecção da placa do que uma unidade com um epitélio juncional de comprimento normal. A ruptura do tecido periodontal foi produzida em torno de oito dentes (**dentes de teste**) em cada um de quatro macacos, colocando ligaduras elásticas à volta do pescoço dos dentes. Quando as bolsas periodontais nas superfícies aproximadas dos dentes tinham 4-5 mm de profundidade e tinham sido produzidos defeitos ósseos angulares, as ligaduras foram removidas. Os tecidos periodontais dos dentes de teste foram submetidos a cirurgia de retalho. As superfícies radiculares expostas foram escalonadas e aplainadas, mas não foi realizada qualquer cirurgia óssea. Após a cirurgia, foi instituído e mantido durante quatro meses o controlo da placa dentária compreendendo todos os dentes da dentição. A cura após este tipo de tratamento cirúrgico envolveu o estabelecimento de um longo epitélio juncional. Durante os últimos seis meses de experimentação, as medidas de higiene oral foram abandonadas e foi permitida a acumulação de placa bacteriana. Em cada animal, foram seleccionados quatro dentes de teste e três dentes de controlo normais para estudar a inflamação gengival resultante da acumulação de placa bacteriana sem perturbação. A fim de melhorar a formação da placa subgengival, em cada animal foram colocadas ligaduras de fio dental de algodão na entrada dos sulcos gengivais dos restantes quatro dentes de teste e em três controlos. Os animais foram sacrificados dez meses após a cirurgia. Os maxilares foram removidos e foram produzidas secções histológicas dos dentes, incluindo os tecidos periodontais circundantes. A análise histológica revelou que a lesão inflamatória no tecido conjuntivo gengival resultante da infecção da placa bacteriana não se estendia mais profundamente nos tecidos periodontais em locais com um longo epitélio juncional do que em unidades gengivais de altura normal. Os resultados indicaram que a função de barreira de um epitélio juncional longo contra a infecção da placa não é inferior à proporcionada por um epitélio dentogengival de comprimento normal.

Aukhil I, Pettersson E, Suggs [C64] realizou um estudo para determinar a capacidade do tecido conjuntivo do retalho mucoperiosteal para formar novas ligações em raízes parcialmente desmineralizadas, bem como raízes não femineralizadas num modelo de ferida onde as células do ligamento periodontal (PDL) estão ausentes e o crescimento do tecido de granulação óssea é controlado. Após reflectir as abas mucoperiosteais, o osso foi removido circunferencialmente em torno da raiz distal dos segundos pré-molares inferiores e da raiz mesial dos terceiros pré-molares inferiores em cinco cães beagle. As raízes foram completamente desnudadas da junção cemento-esmalte ao ápice e curadas para remover o PDL e o cemento. Após o enchimento do canal radicular, as raízes desnudadas de um lado foram condicionadas com ácido cítrico, enquanto as raízes contralaterais serviram de controlo. Para evitar que o tecido de granulação derivado de ossos entrasse em contacto com as raízes desnudadas, foram colocadas folhas de membrana nucleopore sobre as margens ósseas expostas e fixadas no local com ligaduras de aço. As abas foram posicionadas e suturadas coronalmente. O exame histológico foi feito após três meses de cicatrização acompanhado por um controlo regular da placa. Tanto as raízes experimentais (condicionadas a ácido) como as raízes de controlo mostraram epitélio estendendo-se até ao terço apical das raízes desnudadas e reabsorção radicular confinada aos apices radiculares. As células do tecido conjuntivo do retalho não conseguiram formar novo cemento e inserir fibras.

Pippin [DJ65] investigou histologicamente o destino do epitélio de bolso periodontal quando são utilizadas incisões sulculares em cirurgia de retalho apicalmente posicionado. Seis pacientes foram seleccionados a partir de um pool da UMKC School of Dentistry que deveriam receber uma prótese dentária imediata completa para considerações periodontais, protéticas ou cosméticas. Os sujeitos humanos receberam segmentos de retalho apicalmente posicionados no aspecto facial dos dentes anteriores e temporizados para dar 1, 3, 5, 7, 21 e 35 dias de cicatrização no dia da extracção. Uma incisão sulcular facial e incisões de libertação vertical nos ângulos da linha mesial e distal do dente com 4 mm de distância e aproximadamente 6 mm de comprimento. Uma aba de espessura total foi elevada e posicionada apicalmente 1 a 2 mm abaixo da crista do osso alveolar. As cirurgias de acompanhamento para comparação consistiram de retalhos semelhantes, mas utilizaram uma incisão primária de bisel invertido. A avaliação dos espécimes de incisão sulcular revelou que a degeneração e dissolução epitelial ocorreu em 7 dias e resultou numa fixação colagénio-colagénio a colagénio do retalho periodontal ao osso alveolar. A incisão do bisel invertido foi consistentemente eficaz na remoção do epitélio de bolso e resultou na cicatrização por uma união do tecido conjuntivo do retalho ao osso alveolar. Em 21 dias de cicatrização, os dois métodos cirúrgicos eram indistinguíveis histologicamente. Com base nesta investigação, sugere-se que a incisão primária do bisel invertido tradicionalmente defendida para cirurgias de retalho apicalmente posicionado pode ser substituída pela mais rápida e simples incisão sulcular como a técnica preferida.

Nobuto T, Imai H, Suwa [F66] examinou a resposta microvascular no ligamento periodontal (PDL) após cirurgia de retalho mucoperiosteal. A cirurgia experimental de retalho mucoperiosteal foi realizada em doze cães beagle adultos.

90

Foram preparadas amostras histológicas após a injecção de tinta india nos vasos sanguíneos no pós-operatório de 5, 7, 14, 21,28 e 42 dias e foram examinadas sob um microscópio ligeiro. Além disso, foram observadas amostras fundidas por corrosão vascular de ligamento periodontal em que foi injectada resina acrílica, utilizando um microscópio electrónico de varrimento. No quinto dia pós-operatório, o plexo vascular PDL tinha formado novos vasos sanguíneos em direcção ao lado do osso e lado da raiz e a reabsorção óssea do osso alveolar propriamente dito tinha começado principalmente em torno da abertura do canal de Volkmann. Do sétimo ao décimo terceiro dia de pós-operatório, o plexo vascular PDL formou novos vasos sanguíneos do lado ósseo e do lado radicular acompanhados de reabsorção óssea do alvéolo e demonstrou uma arquitectura vascular complexa, que gradualmente se organizou e transformou numa estrutura em malha a partir do 21° dia de pós-operatório. A osteogénese foi iniciada e rodeou os vasos recém-formados e o osso alveolar propriamente dito recuperados para uma morfologia plana. Concluíram que quando o retalho mucoperiosteal foi elevado, a cicatrização activa da ferida foi activada devido à angiogénese do PDL, que possui um sistema microcirculatório.

CURA APÓS CIRURGIAS DE MUCOGINGIVAL

Fowler EB, Breault LG67 estudou o tipo de fixação após a frenectomia. Na sua apresentação do caso, foi diagnosticado um frenesim aberrante a ser associado a uma área de recessão num incisivo central mandibular esquerdo. A cirurgia foi planeada como uma abordagem faseada. A primeira fase dos cuidados foi uma frenectomia simples. Foi planeado um procedimento de seguimento que consistia num enxerto de tecido conjuntivo para cobertura radicular. Após apenas quatro semanas de cicatrização da frenectomia, foi apreciada uma fixação rasteira de 1,0 mm e o paciente foi capaz de evitar a cirurgia correctiva secundária.

Goldstein M, Boyan BD, Cochran DL68 estudou a histologia humana de nova fixação após cobertura radicular utilizando enxerto de tecido conjuntivo subepitelial colocado numa mulher de 27 anos de idade do lado esquerdo do maxilar. O enxerto (15 mm de comprimento, 10 mm de largura, 1,5 mm de espessura) incluiu periosteum palatal e foi colocado com o lado periosteal virado para as superfícies ósseas e radiculares expostas. Quinze semanas após o enxerto, os dentes apresentados com recessões residuais de 1 mm, e as profundidades da sonda vestibular eram de aproximadamente 1 mm. Catorze meses após a cirurgia, os primeiros pré-molares maxilares de ambos os lados foram extraídos para terapia ortodôntica. Os parâmetros clínicos no local do enxerto permaneceram como às 15 semanas. A análise histológica do dente mostrou que o epitélio sulcular foi queratinizado; o revestimento do epitélio da dentina exibia cristas de rete projectadas no tecido conjuntivo gengival e o epitélio juncional estendia-se sobre o novo cemento. Foi também observada uma nova ligação do tecido conjuntivo, incluindo o ligamento periodontal.

Guiha R, Khodeiry SE, Mota L et al[69] avaliaram a cura e revascularização do enxerto de tecido conjuntivo subepitelial em cães. Foram utilizados seis cães beagle e foram cirurgicamente criados defeitos de recessão nos incisivos centrais e laterais superiores esquerdos e nos incisivos centrais e laterais mandibulares esquerdos. Uma aba de espessura fendida foi elevada, o enxerto colhido do palato foi colocado sobre as superfícies radiculares desnudadas. A aba foi então recolocada e suturada coronalmente. Três cães forneceram os espécimes para pontos de 7 e 14 dias e três cães para pontos de 28 e 60 dias. Aos 7 dias, um coágulo estava presente nas zonas de demarcação e foi mais organizado aos 14 dias. Aos 28 dias, o epitélio juncional foi formado e as zonas de demarcação não puderam ser delimitadas. Aos 60 dias, o epitélio oral tinha recuperado o seu aspecto normal. A ligação do enxerto à superfície da raiz foi mediada por uma combinação de crescimento epitelial em declive e ligação do tecido conjuntivo. Observou-se uma formação mínima de novo osso e cemento.

Majzoub Z, Landi L, Grusovin MG et al[70] estudaram a natureza histológica da fixação de enxertos de tecido conjuntivo a superfícies radiculares previamente expostas pela recessão. Um paciente de 24 anos de idade foi tratado com um enxerto de tecido conjuntivo combinado com um retalho de espessura parcial posicionado coronalmente para cobertura radicular de recessões de moleiro de Classe 1 nos caninos superiores direito e esquerdo e nos primeiros pré-molares. Os locais tratados exibiam 83% e 100% de cobertura radicular nos lados direito e esquerdo, respectivamente. Doze meses depois, o caso exigiu a extracção dos quatro primeiros pré-molares por razões ortodônticas. A análise histológica mostrou que a cura ocorreu através de um longo epitélio juncional ao longo da maior parte do local da anterior recessão. Apenas sinais mínimos de formação de novo cemento como formação de tecido podiam ser vistos na porção apical da área de recessão coronal à base da superfície radicular instrumentada.

Yen CA, Griffin TJ, Cheung WS et al[71] realizaram um estudo para determinar se o concentrado de plaquetas (PC) acelerou o enxerto de tecido conjuntivo (CTG) e manteve a espessura do tecido do local doador. Vinte sujeitos adultos saudáveis com múltiplas recessões gengivais bilaterais foram tratados com CTGs e PC combinados com CTGs. Os sítios doadores foram tratados com PC e placebo. A cicatrização clínica de feridas foi observada durante uma média de seis semanas. As biópsias foram retiradas dos locais doadores e submetidas a análise histológica e imuno-histoquímica para colagénios de tipo I e III. Foi avaliada a espessura do tecido palatal, complicações pós-cirúrgicas e o nível de dor. Os locais dadores palatinos tratados com PC tinham uma espessura 1,10 mm mais espessa do que os locais de controlo. Os locais receptores tratados com PC mostraram uma cura clínica acelerada em comparação com os locais de controlo. O PC não acelerou a cicatrização clínica do local doador. Não foram encontradas diferenças estatísticas significativas na ocorrência de complicações e nos níveis de dor percebidos entre os locais de controlo e os locais tratados com PC. As amostras de biopsia revelaram que durante a cicatrização, os locais tratados com PC continham concentrações mais baixas de células inflamatórias, mais colagénio maduro de tipo I, e menos colagénio imaturo de tipo III do que os locais de controlo. Os autores concluíram que a PC pode acelerar a cicatrização de feridas e acelerar a regeneração do tecido doador palatino. Para os locais receptores, o encerramento da ferida foi conseguido mais facilmente. Os factores de crescimento fechados melhoraram a cicatrização dos tecidos moles, aumentando a angiogénese e a biossíntese matricial durante a cicatrização precoce da ferida. Especificamente, o PDGF estimulou a construção de matriz celular provisória que foi seguida de reepitelização. O PC não influenciou as ocorrências de complicações ou o nível de dor mediada. O PC tem o potencial de encurtar o tempo de tratamento para os pacientes que necessitam de múltiplos procedimentos de CTG.

Silva CO, Ribeiro EDP, Sallum AW et al[72] avaliaram a influência do tabagismo no enxerto gengival livre (FGG), através da avaliação das alterações dimensionais do FGG e da cicatrização de feridas no local doador. Doze não-fumadores e dez fumadores que tratam de FGG para aumentar as dimensões do tecido queratinizado na área do incisivo mandibular completaram o estudo. Todos os sujeitos receberam FGG padronizado das mesmas dimensões. A profundidade de apalpação, posição da margem gengival, nível de fixação clínica, largura do tecido queratinizado (KT), espessura gengival e dimensões FGG (largura, comprimento e área) foram avaliadas e registadas antes da cirurgia, e 7, 15, 30, 60 e 90 dias de pós-operatório. A área doadora palatal foi avaliada para hemorragia imediata e epitelização completa da ferida. As dimensões do FGG mudaram significativamente no pós-operatório. Aos 90 dias de pós-operatório, a largura, comprimento e área do FGG foram reduzidos respectivamente em 31%, 22% e 44% em não fumadores e em 44%, 25% e 58% em fumadores. Foram observados aumentos significativos de KT tanto em não fumadores como em fumadores (5,4 e 4,8mm respectivamente). A hemorragia imediata no local doador foi significativamente mais prevalente nos não fumadores (75%) em comparação com os fumadores (30%) (p = 0,04). Com 15 dias de pós-operatório, a epitelização completa do local doador era muito mais prevalecente em não fumadores (92%) do que em fumadores (20%). Os autores concluíram que fumar altera a cicatrização de feridas no local doador do FGG, reduzindo a incidência imediata de hemorragias e retardando a epitelização, embora não tenha efeitos discerníveis nas alterações dimensionais pós-operatórias do FGG.

93

CICATRIZAÇÃO APÓS REGENERAÇÃO GUIADA DO TECIDO

Aukhil I, Pettersson E, Suggs [C73] examinou a cura seguindo um procedimento experimental concebido para facilitar a migração coronal das células progenitoras do ligamento periodontal circunferencialmente nas raízes dos dentes pré-molares em cães beagle. As abas mucoperiosteais reflectiram-se nos aspectos vestibulares e linguais dos pré-molares em seis cães beagle com doença periodontal. Após a preparação da raiz, pedaços de fio ortodôntico foram colocados interproximalmente nas coroas para fazer a ponte entre os espaços entre os dentes. Biobrano, uma membrana sintética colada a um tecido de nylon tricotado e revestida com colagénio, foi colocada como barreira física entre as raízes e as abas a serem substituídas. A membrana estendeu-se como uma peça única a partir da junção cemento-esmalte (CEJ) para sobrepor a crista do osso alveolar em 3 a 4 mm tanto na superfície vestibular como lingual dos três pré-molares em cada quadrante. A membrana foi fixada às coroas na CEJ com resina. As abas foram substituídas e suturadas. Os cuidados pós-operatórios incluíram o controlo da placa e as membranas foram removidas após 5 semanas. Os cães foram sacrificados para proporcionar períodos de observação de 8 e 16 semanas após a colocação das membranas. O exame histológico revelou nova fixação do tecido conjuntivo na parte apical dos espécimes experimentais de 8 e 16 semanas. Alguns espécimes experimentais mostraram nova fixação até 2,94 mm enquanto outros mostraram um longo epitélio juncional (JE). A reabsorção radicular também foi observada em alguns espécimes. Estas descobertas preliminares sugeriram que a colocação de barreiras físicas entre a superfície da raiz e as abas pode ser benéfica para facilitar a migração coronal das células progenitoras a partir do ligamento periodontal.

Caffesse RG, Smith BA, Castelli WA et [al74] testaram os efeitos da utilização de um material periodontal Gore-Tex em novas ligações de tecido conjuntivo em cães beagle com periodontite natural. Sete fêmeas de cães beagle com periodontite avançada foram seleccionadas e submetidas a um desbridamento profundo da raiz. Sob anestesia geral quatro semanas mais tarde, foram levantadas abas mucoperiosteais envolvendo todos os pré-molares mandibulares e primeiros molares. O material periodontal Gore-Tex foi adaptado a todos os pré-molares, e as abas foram suturadas com firmeza, mantendo o material coberto. Os primeiros molares agiram como controlos, recebendo apenas cirurgia. Todos os cães foram sacrificados aos três meses. Após o processamento, foram realizadas histologia descritiva e histometria, avaliando-se nova fixação do tecido conjuntivo, resposta óssea e crescimento epitelial. Os resultados mostraram nova fixação do tecido conjuntivo com deposição de cemento nas áreas onde o material foi utilizado. Além disso, a diminuição do crescimento epitelial foi reduzida nestas áreas. Nos controlos, foi encontrada uma ligação mínima de tecido conjuntivo, com a área a cicatrizar por um longo epitélio juncional. Os autores concluíram que o material Gore-Tex foi eficaz no bloqueio do crescimento epitelial gengival e da proliferação do tecido conjuntivo, promovendo novas ligações de acordo com o princípio da regeneração guiada do tecido.

Caffesse RG, Dominguez LE, Nasjleti CE et [al75] realizaram um estudo para avaliar os efeitos da regeneração guiada de tecidos (GTR) no tratamento de defeitos de furcação de Classe II em cães beagle. Foi utilizado material periodontal Gore-Tex e foi avaliada a quantidade de enchimento da furcação e a área de superfície correspondente a nova fixação do tecido conjuntivo e novo osso. Se presente, o epitélio também foi avaliado. Seis cadelas com periodontite natural foram submetidas a um desbridamento radicular completo. Quatro semanas mais tarde foram levantados retalhos mucoperiosteais, envolvendo o 2º, 3º e 4º pré-molar mandibular e os dentes do 1º molar. Após o debridamento, foram colocados entalhes nas raízes ao nível do osso alveolar furcal. O material de Gore-Tex foi adaptado ao furcamento e fixado com suturas em dois dentes de cada quadrante. As abas foram suturadas firmemente, assegurando que a margem do material era coberta. Os dentes que receberam apenas cirurgia funcionaram como controlos. O material de Gore-Tex foi removido um mês após a cirurgia. Todos os cães foram sacrificados após três meses. As secções mesiodistal foram avaliadas por histologia descritiva. A determinação da área superficial dos tecidos furculares foi realizada utilizando um microscópio ligado a um digitalizador computorizado. Foram avaliadas aproximadamente dez secções em série por dente. Foram observados diferentes graus de preenchimento com epitélio, novo tecido conjuntivo e osso. Estatisticamente, o GTR deu resultados significativamente melhores na quantidade de tecido conjuntivo e de preenchimento ósseo alcançados. A extensa regeneração do tecido conjuntivo e osso alveolar, assim como a cementogénese, resultaram da cirurgia e da utilização de material periodontal Gore-Tex. Foi observado um novo cemento com inserção de fibras de colagénio, bem como a fixação do tecido sem complicações por reabsorção radicular ou anquilose dentoalveolar. Na maioria das raízes de controlo, um longo epitélio juncional estava a revestir a superfície da raiz.

Cortellini P, Clauser C, Pini Prato [GP76] estudou a avaliação histológica de novos anexos após o tratamento de uma recessão bucal humana por meio de um procedimento de regeneração guiada de tecidos. Uma recessão profunda e prolongada de um incisivo mandibular foi tratada numa paciente feminina de 56 anos. O dente foi inclinado para vestibular e foi programado para extracção. A recessão era de 8 mm de profundidade, com uma profundidade de bolso de 1 mm e sem tecido queratinizado. A recessão foi tratada através da regeneração guiada do tecido; a membrana foi deixada no local durante 4 semanas. O dente foi extraído juntamente com os tecidos marginais cinco meses após a remoção da membrana. No momento da extracção, 4 mm de cobertura radicular tinham sido alcançados e 3 mm de tecido queratinizado foram medidos vestibularmente. As medições histológicas mostraram que 3,66 mm de nova fixação do tecido conjuntivo tinham sido obtidos associados ao cementum recém-formado (2,48 mm) e ao crescimento ósseo (1,84 mm). O nível ósseo da crista após o tratamento foi localizado coronal ao local pré-operatório da margem gengival.

Robert PM, Frank RM77 realizou um estudo para avaliar a utilização de três tipos de membranas de ácido DLpoli ácido láctico (PLA) biodegradável de alto peso molecular contendo respectivamente 0%, 10% e 30% de oligómeros de baixo peso molecular para a obtenção de regeneração guiada de tecidos após o tratamento de defeitos periodontais bucais experimentais criados cirurgicamente em seis cães beagle adultos jovens. Nos aspectos vestibulares dos dentes de teste e controlo, foi levantado um retalho mucoperiostal e removido o osso alveolar vestibular. As superfícies radiculares expostas foram escamadas e foi preparado um entalhe na superfície da raiz ao nível da crista reduzida. Membranas PLA contendo respectivamente 0%, 10% e 30% de oligómeros, desenhadas ao acaso, foram colocadas sobre os defeitos experimentais, enquanto que nenhuma membrana foi colocada sobre as raízes de controlo. Os animais foram sacrificados 2, 4 e 6 meses após a cirurgia.

Para comparação entre sítios de controlo (sem membrana) e sítios experimentais (com três tipos de membrana), foram feitas secções em série bucco-linguísticas dos sítios experimentais e de controlo e estudadas histologicamente. Aparentemente, foi possível obter uma regeneração satisfatória dos tecidos periodontais com os três tipos de membranas experimentais PLA e observaram-se diferenças estatisticamente significativas para a fixação epitelial, recrescimento ósseo alveolar, fixação do tecido conjuntivo e formação de novo cemento no grupo experimental quando comparado com os controlos. Todos os três tipos de membranas foram bem tolerados. A reabsorção das membranas começou nas porções coronais e prolongou-se progressivamente numa direcção apical e o tempo de reabsorção parecia estar relacionado com o conteúdo dos oligómeros. As membranas PLA podiam ser utilizadas como alternativas interessantes para o GTR em lesões periodontais humanas avançadas.

Casati MZ, Sallum EA, Caffesse RG et al78 avaliaram histologicamente o processo de cura de recessões gengivais tratadas por regeneração guiada de tecidos com membranas de ácido poliláctico bioresorbível (grupo GTR) e compararam-no com o obtido com retalhos coronalmente posicionados (grupo CPF). As recessões gengivais foram cirurgicamente criadas sobre o aspecto bucal das cúspides superiores de cinco cães mestiços. Os defeitos contralaterais foram atribuídos aleatoriamente a cada grupo. Após três meses de cura, os cães foram sacrificados e os blocos foram processados. A extensão do epitélio foi de 1,9 ± 0,8 mm para o grupo GTR e 3,0 ± 0,9 mm para o grupo CPF. A adaptação do tecido conjuntivo foi de 0,1 ± 0,1 mm e 0,8 ± 0,5 mm para o grupo GTR e CPF respectivamente. O novo cemento foi de 3,8 ± 1,5 mm e 2,4 ± 0,3 mm no grupo GTR e CPF, respectivamente. A formação óssea foi limitada à área apical e foi semelhante para os dois grupos. O grupo CPF mostrou o desenvolvimento de um longo epitélio juncional. Concluiu-se que ambos os procedimentos resultaram numa resposta favorável à cura.

Pereira SLDS, Sallum AW, Casati MZ et al[79] compararam o processo de cura de defeitos do tipo de deiscência tratados por regeneração guiada de tecidos (GTR) com membranas de ácido poliláctico bioresorbível (PLA) e membranas de politetrafluoroetileno expandido não reabsorvível (ePTFE) histologicamente. Foram utilizados seis cães mestiços em que foram cirurgicamente criadas deiscências ósseas vestibulares nas raízes distais do terceiro e quarto pré-molares mandibulares. Os defeitos foram expostos à acumulação de placas durante três meses. Após este período, os defeitos foram atribuídos aleatoriamente a um dos tratamentos: GTR com membrana bioresorbível (PLA), GTR com membrana não reabsorvível (ePTFE), desbridamento de retalho aberto (OFD) e controlo não tratado (NTC). Após três meses de cura, os cães foram sacrificados e os blocos foram processados. Um comprimento superior de novo cemento foi observado nos locais tratados pelo GTR, independentemente do tipo de barreira utilizada, em comparação com o OFD. A PLA apresentou uma maior área óssea quando comparada com ePTFE, OFD e NTC. Concluiu-se que ambas as barreiras são igualmente eficazes para a formação de novo cemitério. A membrana bioresorbível pode proporcionar uma maior área óssea do que a membrana não reabsorvível.

CURA APÓS DERIVADA PROTEICA DE MATRIZ DE ESMALTE

Wennstrom JL, Lindhe [80] avaliou por meios clínicos o efeito das proteínas de matriz de esmalte na cicatrização de uma ferida de tecido mole produzida por instrumentação de bolsa periodontal. O material do paciente era composto por vinte e oito sujeitos com periodontite crónica, moderadamente avançada. Cada paciente apresentava três sítios em cada um de dois quadrantes maxilares com uma profundidade de bolsa de sondagem (PPD) de ≥ 5 mm e hemorragia após a sondagem de bolsa (BOP). O exame de base, incluindo avaliações da placa, inflamação gengival, PPD, BOP e sensibilidade à dentina radicular, foi realizado uma semana após instrução de higiene oral e um cuidadoso controlo da placa autoperformada. Todos os locais experimentais foram escalados e aplainados de raiz e a parede do tecido mole da bolsa foi curada para remover o epitélio da bolsa e o tecido de granulação adjacente. O local foi cuidadosamente irrigado com soro fisiológico. Quando a hemorragia da bolsa tinha cessado, um gel EDTA a 24% foi aplicado no local e retido durante 2 minutos. Seguiu-se uma irrigação cuidadosa com soro fisiológico. Os quadrantes dos maxilares esquerdo e direito foram então aleatorizados para aplicação subgengival de derivados de matriz de esmalte (Emdogain). Todos os sítios foram reexaminados após 1, 2 e 3 semanas. O ponto final do sucesso do tratamento "pontuação GI - 0" foi alcançado em 16% dos locais submetidos à aplicação de Emdogain em 1 semana e em 2% dos locais de controlo. Com 2 semanas, os valores correspondentes foram de 25% contra 12%. A ausência de BOP foi de 1 semana 57% para os sítios tratados com Emdogain em comparação com 35% para os sítios de controlo. Com 2 semanas, este ponto final foi alcançado em 73% e 59% dos sítios de teste e de controlo, respectivamente. Em termos do ponto final definido para a profundidade da bolsa de sondagem PPD ≤ 4 mm, não foram encontradas diferenças entre os locais de teste e de controlo. Os resultados indicaram que o Emdogain topicamente aplicado em bolsas instrumentais melhora a cicatrização precoce de feridas de tecido mole periodontal.

Sculean A, Windisch P, Keglevich T et al[81] conduziram um estudo para avaliar clínica e histologicamente a cura de defeitos intra-ósseos humanos após tratamento periodontal não cirúrgico com e sem aplicação de derivados de matriz de esmalte. Dezasseis pacientes, cada um dos quais apresentava um defeito intra-ósseo avançado em torno de dentes ou raízes programados para extracção, foram incluídos no estudo. Os defeitos foram tratados da seguinte forma: 1) Dimensionamento e planificação radicular com instrumentos manuais e aplicação de EMD; 2) Dimensionamento com um instrumento ultra-sónico e aplicação de EMD; 3) Dimensionamento com um instrumento ultra-sónico apenas. A cicatrização foi sem problemas em todos os casos. O exame clínico revelou uma redução da profundidade de sondagem e um ganho de fixação clínica após as três modalidades de tratamento. A avaliação histológica revelou que a cura nos três procedimentos foi predominantemente caracterizada pela formação de um longo epitélio juncional ao longo da superfície da raiz instrumentada e nenhuma regeneração previsível do aparelho de fixação.

Sallum EA, Pimentel SP, Saldanha JB et al[82] avaliaram o processo de cura de defeitos do tipo deiscência tratados por derivados de matriz de esmalte (EMD) e regeneração guiada de tecidos (GTR) em sete cães mestiços. As deiscências ósseas bucais foram cirurgicamente criadas nas raízes mesiais do terceiro e quarto pré-molares mandibulares. Os defeitos foram expostos à acumulação de placas durante três meses. Após este período, os defeitos foram atribuídos aleatoriamente a um dos tratamentos: desbridamento de retalho aberto (OFD), derivado da matriz do esmalte (EMD), GTR com membrana bioabsorvível (GTR) e a combinação de ambos os procedimentos (EMD + GTR). Após quatro meses de cura, os cães foram sacrificados e os blocos foram processados. Os parâmetros histométricos avaliados incluíram recessão gengival, comprimento epitelial, adaptação do tecido conjuntivo, novo cemento e novo osso. Um comprimento superior de novo cemento foi observado nos locais tratados por EMD (3,7 mm) e EMD + GTR (3,8 mm) em comparação com OFD (2,4 mm). Dentro dos limites deste estudo, concluiu-se que o EMD sozinho ou em combinação com barreiras GTR pode efectivamente promover a formação de novo cemitério. A combinação de ambas as terapias pode não proporcionar benefícios adicionais.

Nemcovsky CE, Zahavi S, Moses O et [al83] avaliaram a cicatrização de defeitos periodontais supra- infra-estrutura combinados com EMD. O estudo compreendeu dois grupos de dez ratos Wistar cada um, com 7 a 8 meses de idade. Os defeitos bony foram criados no aspecto mesial da raiz mesial do primeiro molar maxilar. A superfície da raiz foi aplainada e 24% de gel EDTA aplicado durante 2 minutos e depois enxaguado com água. No grupo de estudo, foi aplicado EMD e, no grupo de controlo, apenas alginato de propilenoglicol. Os animais foram sacrificados doze semanas após a cirurgia e as secções de bloco foram removidas, desmineralizadas e embebidas em parafina. Para a análise histomorfométrica, foram seleccionadas três secções da área central do defeito. Mediu-se a raiz, o defeito cirúrgico, a fixação epitelial, o sulco, o tecido conjuntivo supracrestal, a anquilose e o comprimento e área do novo cemento e do novo osso. Não foram encontradas diferenças estatisticamente significativas entre os dois grupos para as medidas da raiz e do defeito. No grupo de estudo, foram encontradas pequenas recessões gengivais, sulco gengival mais profundo e epitélio juncional mais curto. Foi observado novo cemento apenas no grupo de estudo. A anquilose foi seis vezes maior no grupo de controlo, mas não estatisticamente significativa. A nova formação óssea foi semelhante em ambos os grupos. Concluiu-se que a proteína derivada da matriz do esmalte melhorava a cicatrização periodontal neste modelo, reduzindo a recessão gengival e o epitélio juncional ao longo da superfície da raiz e melhorando a formação de novo cemento.

Mellonig JT, Valderrama P, Gregory HJ et [al84] avaliaram os efeitos clínicos e histológicos da derivada da matriz do esmalte (EMD) como coadjuvante da descamação e aplainamento das raízes. Quatro pacientes com periodontite crónica grave e agendados para receberem próteses completas foram tomados no estudo. Foram obtidos níveis de profundidade de apalpação e de fixação clínica. Foi concedido um tempo ilimitado para instrumentação manual e ultra-sónica. Foi colocado um entalhe na raiz a 1 a 2 mm da extensão apical do aplainamento radicular. A EMD foi inserida na bolsa e foi colocado um penso periodontal. Os pacientes eram vistos de 2 em 2 semanas para controlo da placa. Aos 6 meses após o tratamento, as medições dos tecidos moles foram repetidas e os dentes foram removidos em bloco e preparados para análise histomorfológica. A redução da profundidade de apalpação e o ganho do nível de fixação clínica foram obtidos em três quartos dos espécimes. Três das quatro amostras analisadas demonstraram histologicamente novo cemento, osso, ligamento periodontal e fixação do tecido conjuntivo coronal ao entalhe. Numa das amostras, a margem gengival tinha recuado abaixo do entalhe. Os resultados foram inesperados e podem representar uma aberração. No entanto, a redução substancial da profundidade da sonda e o ganho do nível de fixação clínica em três de quatro espécimes, para além das descobertas histológicas de novo cemento, novo osso, um novo ligamento periodontal e uma nova fixação do tecido conjuntivo, sugerem que a DME pode ser útil como coadjuvante da escamação e do planeamento radicular em dentes de raiz única.

CICATRIZAÇÃO APÓS ENXERTOS ÓSSEOS

Bowers GM, Granet M, Stevens M et al.[85] avaliaram o potencial de regeneração de uma nova fixação (osso alveolar, cemento e um ligamento periodontal funcional) em pacientes cujo aparelho de fixação tinha sido destruído por doença periodontal. Em cada uma das três partes da investigação, o nível mais apical de cálculo na raiz serviu como ponto de referência histológico para medir a regeneração. Na **Parte I**, foram feitas tentativas para iniciar a formação de uma nova fixação por desbridamento cirúrgico e remoção da coroa (coronectomia) e submersão da raiz vital abaixo da mucosa. Os defeitos não submergíveis, cirurgicamente desbridados, serviram de controlo. Na **Parte II**, os defeitos intra-ósseos desbridados foram tratados com e sem aloenxerto ósseo liofilizado desmineralizado e as raízes vitais associadas foram submersas. A **Parte III** avaliou o potencial de regeneração de um novo aloenxerto em raízes não submersas com e sem o uso de aloenxerto ósseo liofilizado desmineralizado. Foram colocados enxertos gengivais sobre os sítios experimentais e de controlo numa tentativa de retardar a migração epitelial. As biópsias foram obtidas em seis meses e a regeneração foi avaliada histometricamente. Resultados preliminares em sete pacientes e 24 defeitos intra-ósseos indicam que é possível uma nova fixação em superfícies radiculares patologicamente expostas num ambiente submerso com e sem a incorporação de aloenxertos ósseos desmineralizados liofilizados. Foi observada nova fixação em superfícies radiculares patologicamente expostas num ambiente não submerso quando os defeitos intra-ósseos foram enxertados com aloenxertos ósseos liofilizados desmineralizados. Nova fixação não foi observada em defeitos não-submergidos, defeitos com e sem a colocação de enxertos gengivais sobre os defeitos.

Sonis ST, Williams RC, Jeffcoat MK et al[86] avaliaram a sequência de cura após a implantação do pó ósseo desmineralizado bovino (DBP) em defeitos periodontais graves e espontâneos em cães beagle. Oito cães com periodontite grave documentada foram tratados cirurgicamente após o desbridamento inicial. Um quadrante em cada arco foi tratado com cirurgia convencional de retalho e os outros foram tratados com cirurgia seguida de implante de DBP. Os animais receberam desbridamento pós-operatório e avaliação clínica e radiográfica. Dois cães foram sacrificados com 1, 3, 6 e 12 meses de pós-operatório e as mandíbulas foram avaliadas histologicamente. Clinicamente, a DBP foi bem tolerada pelos receptores. Não foram observadas quaisquer evidências de resposta inflamatória localizada ou de reacção de hipersensibilidade retardada. Foram observadas reduções significativas na inflamação gengival, tanto nos locais experimentais como nos de controlo, no 1 mês de pós-operatório, em comparação com os resultados pré-operatórios. Observou-se uma redução equivalente da bolsa periodontal entre os locais de ensaio e os locais experimentais, que se manteve significativa aos 12 meses. Radiograficamente, não foram notadas diferenças na taxa de perda óssea entre os locais de controlo e os locais de ensaio. A avaliação histológica demonstrou a presença de DBP a 1 mês após a implantação, mas o material foi substituído por novo osso até ao próximo período de sacrifício. Foram observadas fibras ligamentares periodontais de orientação padrão que se estendiam do osso induzido por DBP até à superfície da raiz em I mês após a implantação. Uma fixação epitelial intacta parecia estar presente 1 mês após a implantação de DBP. Não foram detectadas diferenças nas superfícies radiculares entre os grupos de teste e de controlo. Em fases posteriores, as evidências histológicas de periodontite avançada foram igualmente observadas tanto nos grupos de controlo como nos grupos experimentais.

Ettel RG, Schaffer EM, Holpuch RC et al[87] avaliaram a resposta histológica a enxertos porosos de hidroxiapatite em bolsas periodontais em macacos Rhesus cronicamente inflamados, criados cirurgicamente. Quarenta e oito defeitos subcrestais foram cirurgicamente criados em oito macacos Rhesus. Os fios ortodônticos foram adaptados à base dos defeitos e deixados no lugar durante oito semanas. Aos defeitos foi atribuída aleatoriamente uma modalidade de tratamento para que oito enxertos granulares porosos e oito blocos de hidroxiapatite porosa fossem feitos. Oito locais foram deixados como controlos não operados. Vinte e quatro locais operados contralateralmente foram tratados por curetagem aberta. Foram registadas medições histométricas do comprimento de ligação do tecido conjuntivo regenerado. Os locais operados em bloco com hidroxiapatite, hidroxiapatite granular e sham-operados exibiam quantidades semelhantes de ligação de tecido conjuntivo regenerado, o que era significativamente maior do que o que ocorria nos controlos não operados. Observou-se osso recém-formado dentro dos canais porosos dos enxertos de hidroxiapatita, bem como na aposição directa na superfície das partículas do implante. Observou-se osso novo, cemento e ligamento periodontal em locais enxertados e em defeitos tratados por curetagem aberta. Em alguns casos, a cura ocorreu por meio de um longo epitélio juncional. A histologia confirmou que os defeitos não operados permaneceram como bolsas periodontais inflamadas e não cicatrizadas. Os resultados deste estudo sugerem que os enxertos porosos de hidroxiapatite têm o potencial de regenerar o aparelho de fixação em primatas.

Yoshino T, Aoki A, Oda S et [al88] examinaram os efeitos do laser Er:YAG no tecido ósseo histologicamente e na subsequente cicatrização de feridas em comparação com a electrocirurgia. Osso calvarial de 30 ratos foi exposto à irradiação laser Er:YAG de contacto e sem contacto (115mJ/pulso, 10 Hz) sem contacto com líquido refrigerante ou eléctrodo de água. As superfícies tratadas foram analisadas por microscopia electrónica de varrimento (SEM) e o processo de cicatrização foi observado histologicamente até doze meses pós-cirurgia. A irradiação de contacto resultou numa ablação óssea substancial, enquanto que a irradiação sem contacto produziu uma ligeira remoção de tecido. A análise histológica e SEM da superfície alisada não mostrou danos térmicos graves, excepto para a produção de uma camada superficialmente afectada com uma superfície microestruturada. A camada não inibiu a formação de novo osso e o defeito ablacionado foi reparado sem problemas. Embora a espessura da camada tenha diminuído gradualmente, geralmente permaneceu no osso cortical durante o período de observação. A electrocirurgia produziu uma grande área de necrose térmica sem ablação e a área danificada não foi substituída por osso novo. Os autores concluíram que, ao contrário da electrocirurgia, a irradiação laser Er:YAG sem líquido refrigerante de água, facilmente ablação do tecido ósseo e alteração térmica na superfície tratada foi mínima. A camada superficialmente afectada não interferiu com a subsequente cicatrização óssea, resultando na reparação favorável do defeito.

CURA DE DEFEITOS INTRA-ÓSSEOS

Choi SH, Kim CK, Cho KS et [al89] avaliaram o efeito da proteína morfogenética óssea humana recombinante - 2 / esponja de colagénio absorvível (rhBMP-2/ACS) na cura em três defeitos intra-ósseos de parede em cães. Foram cirurgicamente induzidos três defeitos periodontais intra-ósseos bilaterais na região pré-molar na maxila e mandíbula em oito cães adultos coreanos mestiços. Os defeitos em cada animal receberam rhBMP-2/ACS ou tampão/ACS ou serviram como controlos operados por simulacro. As cirurgias foram sequenciadas para cada animal para fornecer observações post mortem após intervalos de cura de 8 e 24 semanas. O implante cirúrgico de rhBMP-2/ACS resultou em aceleração da formação óssea melhorada nos três defeitos periodontais intra-ósseos da parede, mas em nenhum aumento aparente da regeneração do cemento. rhBMP-2/ACS não parecia estar associado a eventos aberrantes de cicatrização tais como reabsorção radicular e anquilose.

Kim CS, Choi SH, Chai JK et [al90] avaliaram a cicatrização periodontal após cirurgia de retalho em defeitos periodontais intra-ósseos para determinar a influência do número de paredes ósseas na regeneração periodontal. Um, dois e três defeitos periodontais intra-ósseos de parede foram produzidos cirurgicamente no aspecto proximal dos pré-molares mandibulares em quadrantes dos maxilares direito ou esquerdo em seis cães beagle. As abas mucoperiosteais foram posicionadas e suturadas até à sua posição pré-cirúrgica após a preparação do defeito. Os animais foram eutanizados com 8 semanas após a cirurgia e foram recolhidas secções de bloco. A regeneração óssea e do cemento foi positivamente correlacionada com o número de paredes ósseas limitando os defeitos periodontais intra-ósseos. A regeneração do cemento foi em média 1,2 ± 0,6, 2,0 ±0,6 e 2,8 ± 0,5 mm para os defeitos de uma, duas e três paredes. A regeneração óssea teve uma média de 1,5 ± 0,5, 1,7 ± 0,6 e 2,3 ± 0,5 mm para um, dois e três defeitos de parede, respectivamente. Os resultados sugeriram que o número de paredes ósseas é um factor crítico na determinação dos resultados do tratamento em defeitos periodontais intra-ósseos.

Elizabeth M, Reidy A, Reynolds [MA91] examinou a variabilidade relativa das medidas de resultados clínicos, independentemente da magnitude dos ganhos, em estudos regenerativos comparando a MDD (matriz óssea desmineralizada) ou GTR (regeneração guiada do tecido) com a terapia OFD (desbridamento de retalho aberto) para a gestão de defeitos intra-ósseos. Cinquenta e cinco ensaios clínicos controlados aleatorizados comparando a terapia regenerativa (sete DBM, vinte e dois enxertos de substituição óssea, e vinte e seis GTR) com a OFD e cumprindo os critérios de inclusão, forneceram resultados médios de mudança (pré-tratamento para pós-tratamento) e estimativas de variância para CAL, PD, e preenchimento ósseo, permitindo o cálculo de um coeficiente de variabilidade (CV) para cada medida dentro dos estudos. O CV médio para cada medida foi submetido a uma análise de variância ou covariância com medidas repetidas para comparar a variação relativa dos resultados do tratamento. A MDD foi associada a uma variabilidade relativa significativamente menor no ganho de CAL (96,3 ± 38,6 versus 137,7 ± 30,9) e preenchimento de defeitos (69,1 ± 11,2 versus 133,1 ± 15,3) em comparação apenas com o OFD. Como grupo, verificou-se que outras ERS suportam reduções significativas na variação do CAL e no preenchimento de defeitos. A terapia GTR foi associada a CV significativamente mais baixo para CAL em comparação com OFD (50,6 ± 5,0 versus 68,7 ± 8,2 respectivamente). A variabilidade no preenchimento de defeitos foi semelhante para GTR e OFD. Assim, concluiu-se que a MDD e a terapia GTR apoiam melhorias mais consistentes nos parâmetros clínicos; contudo, com excepção do preenchimento de defeitos após a enxertia óssea, a redução da variabilidade nos resultados clínicos foi relativamente modesta em comparação apenas com a OFD. Em geral, o tratamento de defeitos intra-ósseos está associado a um grau relativamente elevado de variabilidade nos resultados clínicos, independentemente da abordagem terapêutica.

Sculean A, Windisch P, Kiss S et al[92] avaliaram clínica e histologicamente a cura de defeitos intra-ósseos avançados após cirurgia periodontal regenerativa com uma matriz derivada do esmalte (EMD) combinada com um novo fosfato bifásico de cálcio (BCP). Dez sujeitos, cada um deles apresentando um e dois defeitos intra-ósseos avançados combinados em torno de dentes programados para extracção devido a periodontite crónica avançada e outras considerações prostodônticas, foram incluídos no estudo. Os defeitos foram tratados consecutivamente com uma combinação de EMD + BCP. Um entalhe foi colocado na extensão mais apical do cálculo presente na superfície da raiz ou na parte mais apical do defeito (se não houvesse cálculo) para servir como referência para a avaliação histológica. Aos nove meses após a cirurgia regenerativa, nove de dez dentes foram extraídos com alguns dos seus tecidos moles e duros circundantes e processados para a avaliação histológica. Não houve efeitos adversos relacionados com a DME ou com o material de enxerto utilizado em qualquer um dos sujeitos tratados. Um dente não foi extraído devido ao excelente resultado clínico. As medições clínicas nos nove dentes biopsiados demonstraram uma redução média da profundidade de sondagem de $3,3 \pm 1,4$ mm e um ganho médio do nível de fixação clínica de $3,0 \pm 1,6$ mm. Os achados histológicos indicaram a formação de cemento com inserção de fibras de colagénio em grau variável. Um longo epitélio juncional foi observado em três das nove biópsias. A média da nova fixação do tecido conjuntivo (novo cemento com inserção de fibras de colagénio) variou de 0,0 a 2,1 mm. A quantidade de osso recém-formado foi limitada e variou de 0,0 a 0,7 mm. Aos nove meses, as partículas de enxerto ainda estavam presentes e eram na sua maioria encapsuladas em tecido conjuntivo, enquanto que a formação de osso em torno das partículas de enxerto só ocasionalmente era observada. O contacto directo entre as partículas do enxerto e a superfície da raiz (cementum ou dentina) não foi observado em nenhum dos espécimes analisados. Os autores concluíram que a combinação de EMD com um substituto ósseo de BCP não interferiu com o potencial regenerativo relatado para EMD e pode resultar na formação de novo cemento com um ligamento periodontal associado. No entanto, a combinação de EMD + BCP resultou na não formação de um mínimo de novo osso.

CURA DE DEFEITOS DE FURCAÇÃO

Akbay A, Baran CS, Gunhan O et al93 avaliaram o potencial regenerativo dos enxertos de ligamento periodontal autógeno (PDL) no tratamento de defeitos de furcação de Classe II. Foram seleccionados vinte defeitos de furcação de Classe II mandibular de dez pacientes sistemicamente saudáveis com periodontite crónica. Em defeitos experimentais, os retalhos foram posicionados coronalmente após a colocação de enxertos autógenos de PDL que foram obtidos a partir de terceiros molares. Nos controlos, foi aplicado um procedimento de retalho coronalmente avançado sem enxerto. Medidas clínicas incluindo índice de placa, índice gengival, profundidade de sondagem (PD), nível de fixação clínica vertical e horizontal (CAL) e recessão gengival (GR) foram obtidas na linha de base e após 3 e 6 meses de pós-operatório. O preenchimento vertical e horizontal de defeitos foi avaliado com medições clínicas abertas na cirurgia inicial e na reentrada após seis meses. Biópsias gengivais dos defeitos experimentais e de controlo foram obtidas na reentrada e avaliadas histopatologicamente, a fim de examinar a resposta dos tecidos moles aos enxertos de PDL. Os locais tratados com enxertos de PDL demonstraram melhorias significativas no preenchimento vertical e horizontal dos defeitos, PD, e CAL aos 3 e 6 meses, em comparação com os valores pré-cirúrgicos. Não foi observada qualquer reacção de corpo estranho nos enxertos de PDL. Estes resultados a curto prazo apontam para o potencial dos enxertos de PDL em promover a cura das lesões de furcação.

Tsao YP, Neiva R, Shammari KA et al94 avaliaram os efeitos de aloenxertos ósseos celulares humanos mineralizados (MBA), com e sem membrana de colagénio bioabsorvível, para o tratamento de defeitos de furcação da classe II da mandíbula. Trinta sujeitos com defeitos de furcação vestibular ou lingual de Hamp Classe II em molares inferiores foram aleatoriamente atribuídos a grupos de desbridamento de retalho aberto (OFD), MBA ou MBA com membrana de colagénio bioabsorvível (regeneração guiada de tecido [GTR] + MBA). As medições clínicas e de defeitos foram obtidas na visita inicial e em cirurgias de reentrada de 6 meses. O preenchimento ósseo vertical (VBF) foi de 1,6 ± 2,1 mm em OFD, 1,9 ± 1,4 mm em MBA e 0,7 ± 0,9 mm em grupos GTR + MBA. O VBF nos grupos MBA e GTR + MBA foi significativamente superior ao do grupo OFD. O preenchimento ósseo horizontal (HBF) foi de 0,2 ± 1,7 mm, 1,1 ± 0,9 mm e 1,1 ± 0,9 mm nos grupos OFD, MBA, e GTR + MBA, respectivamente. Contudo, HBF, recessão, ganho do nível de fixação clínica e redução da profundidade de sondagem nos furcamentos não mostraram diferenças entre os grupos. Os resultados obtidos deste estudo indicam que os aloenxertos celulares humanos mineralizados e preservados com solvente, com ou sem membrana de colagénio, podem melhorar significativamente o preenchimento ósseo nos defeitos de furcação da Classe II mandibular.

Hovey LR, Jones AA, McGuire M et [al95] avaliam os efeitos da matriz derivada do esmalte (EMD) e do tecido bioengenharia - substituto dérmico derivado de fibroblastos humanos (DG) sozinho ou em combinação, na cicatrização de feridas periodontais em defeitos de furcação de Classe III criados cirurgicamente. Seis babuínos fêmeas receberam ostectomia bilateral de 10 mm em torno do primeiro e segundo molares mandibulares para alcançar defeitos de furcação de Classe III, subclasse C. As ligaduras de fio e as pastilhas de algodão foram deixadas no lugar durante dois meses para manter a profundidade dos defeitos e promover a acumulação de placas. Cada molar furcamente envolvido foi então atribuído a um de quatro tratamentos: desbridamento de retalho aberto (OFD), OFD mais EMD, OFD mais DG ou OFD mais DG e EMD. Isto resultou num total de seis locais por grupo de tratamento. Sete meses após a criação do defeito e cinco meses após o tratamento e sem higiene oral, foram tomados blocos de tecido da mandíbula para análise histométrica cega para avaliar parâmetros de regeneração periodontal adjacentes às superfícies das raízes furculares e a partir do aspecto médio-furcal (ou seja, novo osso, nova fixação do tecido conjuntivo, nova fixação epitelial e nova formação de cemento). A análise histométrica demonstrou respostas regenerativas diferenciais no que respeita ao tratamento dentro de cada animal. Os locais tratados com EMD apresentaram resultados regenerativos ligeiramente positivos e nenhuma resposta negativa. Tanto a DG apenas como a terapia combinada demonstraram respostas semelhantes ou menos que positivas em relação aos controlos OFD. A análise descritiva sugeriu um efeito positivo das proteínas de matriz de esmalte e um efeito negativo das DG utilizadas isoladamente ou em combinação com proteínas de matriz de esmalte sobre a regeneração de defeitos de furcação de Classe III em babuínos.

Deliberador TM, Nagata MJH, Furlaneto FAC et [al96] avaliaram a cicatrização de defeitos de furcação de Classe II criados cirurgicamente tratados usando um enxerto ósseo autógeno (AB) com ou sem uma barreira de sulfato de cálcio (CS). O segundo, terceiro e quarto pré-molares mandibulares (P2, P3 e P4) de seis cães mestiços foram utilizados neste estudo. Os defeitos de furcação de classe II (5 mm de altura, 2 mm de profundidade) foram cirurgicamente criados e imediatamente tratados. Os dentes foram divididos aleatoriamente em três grupos: Grupo C (controlo), no qual o defeito foi preenchido com coágulo de sangue; Grupo AB, no qual o defeito foi preenchido com enxerto AB e Grupo AB/CS, no qual o defeito foi preenchido com enxerto AB e coberto por uma barreira CS. Os flaps foram reposicionados para cobrir todos os defeitos. Os animais foram eutanizados 90 dias após a cirurgia. Foram obtidas secções em série mesio-distal e coradas com hematoxilina e eosina ou tricrómio de Masson. Histometria, utilizando software de análise de imagem e análises histológicas foram realizadas. Medições lineares e de área de cicatrização periodontal foram avaliadas e calculadas como uma percentagem do defeito original. A regeneração periodontal nos três grupos foi semelhante. A regeneração do osso e tecido conjuntivo nos defeitos de furcação foi incompleta na maioria dos espécimes. Não foram encontradas diferenças estatisticamente significativas em nenhum dos parâmetros avaliados entre os grupos. A cicatrização periodontal foi semelhante utilizando apenas desbridamento cirúrgico, enxerto AB ou enxerto AB com uma barreira CS no tratamento dos defeitos de furcação de Classe II.

Pradeep AR, Priyanka N, Kalra N, Naik SB et [al97] investigaram a eficácia do Simvastatin (SMV), 1,2 mg, como sistema local de distribuição de medicamentos como coadjuvante da descamação e aplainamento radicular (SRP) para o tratamento de defeitos de furcação de grau II. Setenta e dois pacientes com defeitos de furcação de grau II na mandíbula foram randomizados e categorizados em dois grupos de tratamento: SRP mais placebo (Grupo 1) e SRP mais SMV, 1,2 mg (Grupo 2). Os parâmetros clínicos foram registados na linha de base antes da SRP e nos 3 e 6 meses após a SRP. Incluíram o índice de sangramento de sulco modificado (mSBI), profundidade de sondagem (PD) e nível relativo de fixação vertical e horizontal (RVAL e RHAL). Na linha de base e após 6 meses, foi feita a avaliação radiológica do preenchimento de defeitos ósseos. Ambas as terapias resultaram em melhorias significativas. A diminuição da pontuação mSBI aos 6 meses foi maior no Grupo 2 (2,02 ± 0,23 mm) em comparação com o Grupo 1 (1,80 ± 0,22 mm). A diminuição média na DP aos 6 meses foi de 1,30 ± 1,0 mm e 4,05 ± 1,31 mm nos Grupos 1 e 2, respectivamente. Foi encontrado um ganho significativo em RVAL médio e RHAL entre os dois grupos. Além disso, foi encontrada uma percentagem média significativamente maior de enchimento ósseo no Grupo 2 (25,16%) em comparação com o Grupo 1 (1,54%). O estudo sugeriu que SMV entregue localmente fornece um método confortável e flexível não só para melhorar os parâmetros clínicos, mas também melhora a formação óssea em defeitos de furcação de grau II.

DISCUSSÃO

Uma ferida é uma perturbação da estrutura e função anatómica normal. Num ambiente normal, as feridas prosseguem através de um processo de reparação ordenado e atempado que resulta na restauração sustentada da integridade anatómica e funcional.[10] Os princípios gerais de cicatrização e os eventos celulares e moleculares observados em locais não orais também se aplicam ao processo de cicatrização que tem lugar após a cirurgia periodontal. Várias modalidades de tratamento (não cirúrgico/cirúrgico) têm sido utilizadas no tratamento de doenças periodontais há mais de um século. Através da eliminação dos defeitos dos tecidos moles e duros resultantes do processo da doença, pode ser estabelecido um ambiente conducente a um controlo eficaz da placa bacteriana. Tais modalidades de tratamento incluem o planeamento de escalas e raízes, curetagem, gengivectomia, gingivoplastia e vários modos de cirurgia de retalho com ou sem recontorno da estrutura óssea e dentária. Embora estes procedimentos possam estabelecer uma arquitectura de tecidos melhorada e quando seguidos de um controlo adequado da placa, a progressão da paragem da ruptura periodontal não conduz normalmente à regeneração do suporte periodontal perdido. Novos tratamentos e adjuvantes das modalidades terapêuticas existentes estão constantemente a ser desenvolvidos e introduzidos ao praticante no campo da regeneração periodontal.[8]

A previsibilidade dos resultados seguindo vários procedimentos periodontais é de importância fundamental. Uma vez que os procedimentos de periodontia são morosos e financeiramente exigentes, há um interesse crescente dos clínicos em aprender factores que podem influenciar o resultado clínico após a cirurgia reconstrutiva periodontal, a fim de fornecer o melhor serviço possível aos pacientes. Este objectivo só pode ser alcançado se os aspectos biológicos da cicatrização e regeneração de feridas forem tidos em consideração.[7]

O tecido perdido em consequência da doença periodontal não é apenas ósseo, mas inclui lâmina própria da gengiva, ligamento periodontal e cemento.[45] Dois tipos de reimplante são relatados histologicamente: tecido conjuntivo e epitelial. A reimplantação do tecido conjuntivo é a mais desejável porque se formam novos osso, novo cemento e novas fibras do ligamento periodontal para criar um novo aparelho de fixação onde este se tinha perdido devido a doença periodontal. A reimplantação epitelial é a erradicação parcial ou completa de uma bolsa através da formação de novo epitélio que se fixa à superfície da raiz onde não existia qualquer fixação antes do tratamento. Geralmente, este é concedido como um resultado temporário, uma vez que a fixação epitelial longa tende a descolar-se coronalmente e uma reforma da bolsa.[55]

Evidências de estudos iniciais sugerem que a descamação e o aplainamento radicular são bem sucedidos na desintoxicação das superfícies radiculares expostas ao ambiente oral.[52] Estes procedimentos resultam na ligação dos tecidos periodontais à superfície radicular principalmente por um longo epitélio juncional. A reparação do tecido conjuntivo parece estar dependente do carácter da superfície radicular, na medida em que o condicionamento específico da superfície radicular pode ditar o resultado da cicatrização. Tal tratamento pode regular a adsorção das proteínas plasmáticas, aumentar a adesão do coágulo sanguíneo e estimular a deposição de colagénio contra a superfície radicular.[8]

Waerhaug [J48] documentou que, após a descamação, o epitélio juncional será readaptado à superfície dentária livre de placa a partir da linha limite das fibras de ligação à margem gengival. **Caton e** [Zander38] encontraram a fixação (epitélio juncional) entre o dente e os tecidos gengivais foi restabelecida em 1 semana. **Stahl et** [al38] relataram que a reepitelialização das feridas gengivais resultantes da instrumentação ocorre no prazo de 1 a 2 semanas.

Wilson TG, Carnio J, Schenk R et [al53] observaram a reparação óssea e o crescimento de um longo epitélio juncional em superfícies radiculares anteriormente doentes. A ausência de lesões inflamatórias crónicas, juntamente com provas de reparação óssea encontradas seis meses após um único episódio de tratamento no seu estudo, sugeriram que a remoção completa dos depósitos subgengivais dentários poderia ter um papel significativo na prevenção da recidiva da periodontite. **Laurell51** mostrou reduções significativas e semelhantes no número de locais com profundidades de sondagem superiores ou iguais a 4 mm e escores de hemorragia após escalada e aplainamento radicular com o Sonicflex e os escaladores sónicos Titan-S. Os resultados do estudo de **Aimetti M, Romano F, Peccolo DC et** [al52 estão de] acordo com as conclusões de outros que encontraram um aumento coronal da margem gengival na sequência de terapia periodontal não cirúrgica e de manutenção. O deslocamento coronal da margem gengival poderia ser explicado com um correspondente aumento estatisticamente significativo da largura do tecido queratinizado em comparação com a linha de base. Isto pode ser em parte atribuído à remoção de factores etiológicos que criam as condições certas para a recaptura da gengiva nas suas dimensões biológicas.

Henry M. [Goldman54] descobriu que a reparação do osso podia ser vista após curetagem subgengival, **Schaffer EM, Zander** [HA55] afirmou que tanto o tecido conjuntivo como o tipo de reimplantação epitelial foram alcançados após a curetagem. **Ramfjord55**, tratou as bolsas epiteliais no seu trabalho experimental em macacos e relatou a reimplantação em dezasseis das dezassete tentativas. Tanto os dados experimentais humanos como os animais provam que a reimplantação é possível. As provas histológicas oferecidas mostram que a quantidade média de reimplementação é de 2-3 mm. De acordo com o **Relatório da Academia 2002 (AAP)**[40] curetagem gengival, um procedimento periodontal originalmente concebido para promover a ligação do tecido conjuntivo, resulta na realidade na formação de um longo epitélio juncional. Embora o procedimento de gengivectomia tenha alguma utilidade para a redução mínima do tecido gengival redundante, muitos factores limitantes devem ser considerados, uma vez que nem sempre fornece o resultado desejado. A actual cirurgia periodontal deve considerar a (1) conservação da gengiva queratinizada, (2) perda mínima de tecido gengival para manter a estética, (3) acesso adequado aos defeitos ósseos para correcção definitiva dos defeitos e (4) desconforto pós-cirúrgico e hemorragia mínimos, através da tentativa de procedimentos cirúrgicos que permitam o encerramento primário. A técnica cirúrgica da gengivectomia tem uma utilização limitada na terapia cirúrgica actual, porque não satisfaz estas considerações na terapia periodontal. A cicatrização ocorre por intenção secundária. A reparação epitelial completa após a gengivectomia cirúrgica demora cerca de um mês e a reparação completa do tecido conjuntivo demora cerca de sete semanas. Muitas vezes há uma exsudação excessiva de sangue que não é facilmente controlada devido à natureza da ferida cirurgicamente criada. **Wennstrom** [J56] removeu cirurgicamente toda a zona da gengiva queratinizada e ligada usando o procedimento de "gengivectomia" e deixou a área ferida para sarar por segunda intenção. Por conseguinte, a gengivectomia a laser parece oferecer várias vantagens sobre a gengivectomia clássica para a remoção da gengiva hiperplástica. O laser oferece uma cirurgia quase completamente seca e sem sangue. Isto deve-se à capacidade do laser de coagular vasos 0,5 mm e mais pequenos. Há uma cura rápida com um mínimo de inchaço e cicatrizes pós-operatórias.[57] **Pick MP, Pecaro BC, Silberman** [CJ57] relatou que a camada de células epiteliais parecia ter sido recuperada em cerca de 10 a 11 dias após a gengivectomia a laser (laser CO2). As vantagens do procedimento incluem a ausência de hemorragia que produz um campo seco, cirurgia sem contacto, esterilização da área cirúrgica, cura imediata, desconforto pós-operatório mínimo e tempo mínimo gasto para realizar o procedimento. O laser CO2 tem sido utilizado para a excisão do crescimento gengival embora a cicatrização seja retardada em comparação com a cicatrização após a gengivectomia convencional do bisturi. **Gultekin SE, Senguven B, Sofuoglu A et** [al59] documentaram que a aplicação local de membrana de colagénio hidratado de taurina em feridas gengivais humanas demonstrou provas histológicas de reepitelização rápida com taurina. A cicatrização de uma ferida num defeito periodontal após cirurgia de retalho é conceptualmente um processo mais complexo do que a cicatrização de uma ferida dérmica ou mucosa. Em parte, o retalho gengival é sentado contra outra margem vascularizada da ferida, incluindo o tecido conjuntivo gengival e o processo alveolar. No entanto, o retalho também se opõe à superfície da raiz avascular, calcificada e rígida. Um factor de complexidade adicional é a posição transgengival do dente. Empiricamente, a cicatrização de tais lesões tem sido geralmente caracterizada pela maturação do tecido conjuntivo gengival, alguma regeneração do osso alveolar e do cemento e, mais significativamente, a epitelização da superfície radicular. Com base em tais observações, há muito tempo que se tem levantado a hipótese de que o epitélio do retalho cirúrgico deve ser impedido de aceder cedo à superfície radicular durante o período de cicatrização, para permitir a reparação do tecido conjuntivo da interface do retalho gengival da superfície radicular.

Staffileno H, Wentz F e Orban [B60] mostraram uma reparação funcional sem deformidade anatómica após cirurgia de flap de espessura dividida. **Aukhil I, Pettersson E, Suggs** [C64] determinou que as células do tecido conjuntivo da aba mucoperiosteal não conseguiram formar novo cemento e inserir fibras. **Pippin DJ65** descobriu que a incisão do bisel invertido foi consistentemente eficaz na remoção do epitélio de bolso e resultou na cicatrização por uma união do tecido conjuntivo da aba com o osso alveolar. **Nobuto T, Imai H, Suwa** [F66] descobriram que quando a aba mucoperiosteal foi elevada, a cicatrização activa da ferida foi activada devido à angiogénese do PDL, que possui um sistema microcirculatório.

No Workshop Mundial da Academia Americana de Periodontologia em Periodontia em 1996, a presença dos seguintes critérios é considerada na avaliação dos procedimentos clínicos para a sua capacidade de promover a regeneração:
• espécimes histológicos humanos demonstrando a formação de novo cemento, ligamento periodontal e coronal ósseo até um entalhe na raiz indicando a extensão apical da superfície radicular afectada pela periodontite;
• ensaios clínicos controlados em humanos demonstrando uma melhor ligação à sonda clínica e níveis ósseos;
• estudos histológicos animais controlados demonstrando a formação de novo cemento, ligamento periodontal e osso.[47]

O enxerto ósseo desmineralizado é um material osteoindutor.[86] Os resultados dos estudos sugerem que o pó ósseo desmineralizado (PAD) é um material de implante facilmente manuseável que pode oferecer um mecanismo para a indução de novo osso em defeitos periodontais.

Bowers GM, Granet M, Stevens M et [al85] observaram nova fixação em superfícies radiculares patologicamente expostas num ambiente não submerso quando defeitos intra-ósseos foram enxertados com aloenxertos ósseos desmineralizados liofilizados. **Sonis ST, Williams RC, Jeffcoat MK et** [al86] demonstraram a presença de DBP num mês após a implantação, mas o material foi substituído por novo osso até ao próximo período de sacrifício. Foram observadas fibras ligamentares periodontais de orientação padrão, estendendo-se do osso induzido por DBP até à superfície da raiz por um mês após a implantação. Uma fixação epitelial intacta parecia estar presente um mês após a implantação de DBP. **Ettel RG, Schaffer EM, Holpuch RC et** [al87] sugeriram que os enxertos porosos de hidroxiapatite têm o potencial de regenerar o aparelho de fixação em primatas. **Caton J, Nyman S, Zander** [H62] relataram que a cura após os quatro diferentes procedimentos regenerativos 1) o procedimento de retalho Widman modificado, 2) o procedimento de retalho Widman modificado combinado com o transplante de medula vermelha autógena previamente congelada e osso esponjoso, 3) o procedimento de retalho Widman modificado em combinação com o implante de fosfato tricálcico beta, e 4) aplainamento periódico da raiz e curetagem de tecidos moles resultou na reforma de um revestimento epitelial (epitélio juncional longo) ao longo das superfícies radiculares tratadas, sem nova fixação do tecido conjuntivo. Estudos de cicatrização de feridas periodontais indicam que a terapia periodontal convencional resulta mais frequentemente na reparação do que na regeneração. Esta reparação é normalmente caracterizada pela migração apical do epitélio gengival entre o tecido conjuntivo gengival e a superfície da raiz. Presumivelmente, esta interposição do epitélio impede a fixação das células do ligamento periodontal à superfície radicular desnudada e, por conseguinte, impede a regeneração. Para que a regeneração periodontal ocorra, as células do ligamento periodontal progenitor devem migrar para a superfície da raiz desnudada, ligar-se a ela, proliferar e amadurecer num aparelho de fixação fibrosa organizado e funcional. Da mesma forma, as células ósseas progenitoras devem também migrar, proliferar e amadurecer em conjunto com o ligamento periodontal regenerador.[23]

Na década de 1980, os investigadores periodontais escandinavos estabeleceram o conceito de regeneração guiada de tecidos como uma terapia periodontal regenerativa. Inventaram a utilização de membranas oclusivas celulares em torno do defeito periodontal, a fim de evitar o crescimento epitelial e promover a proliferação de células progenitoras indiferenciadas dos restantes tecidos do ligamento periodontal.[21] Este procedimento tem sido amplamente utilizado em clínicas periodontais e é considerado como a primeira geração de tecnologias de regeneração periodontal a funcionar, estabelecendo o espaço periodontal para a regeneração.

Aukhil I, Pettersson E, Suggs [C73] revelou nova ligação de tecido conjuntivo na parte apical após a colocação do biobrão. **Cortellini P, Clauser C, Pini Prato** [GP76] observou nova fixação do tecido conjuntivo associada ao crescimento de cemento e osso recém-formado após o tratamento de uma recessão bucal humana através de um procedimento de regeneração guiada do tecido. Poucos estudos histológicos examinaram a qualidade da cicatrização após a cobertura radicular e os que utilizam GTR foram realizados com membranas de ePTFE não reabsorvíveis. Uma membrana bioreabsorvível oferece a possibilidade de realizar uma única etapa de GTR como procedimento de cobertura radicular. A eliminação do segundo procedimento de remoção da membrana evita o risco de trauma mecânico dos tecidos recém-desenvolvidos na fase inicial de cicatrização. **Cortellini et al[78]** relataram um número significativamente maior de novas ligações de tecido conjuntivo com GTR. Um longo epitélio juncional é geralmente o padrão de cicatrização esperado após a cirurgia mucogingival convencional, no entanto, parece que se pode conseguir algum grau de regeneração com as técnicas convencionais. Uma vez que a adesão e migração celular são essenciais para a cicatrização de feridas, foram feitas tentativas no passado para utilizar vários materiais para melhorar a cicatrização de feridas periodontais. A investigação foi orientada para a compreensão mais detalhada dos mecanismos moleculares de expressão genética diferencial na cicatrização de feridas.[6] Com a explosão do conhecimento dos factores de crescimento, moléculas de adesão celular e citocinas nas últimas duas décadas, a compreensão da biologia celular e molecular da cicatrização de feridas melhorou significativamente e o mesmo foi aplicado clinicamente para manipular o processo de cicatrização de feridas.Foram utilizadas várias abordagens biológicas para a promoção da regeneração periodontal. Estas podem ser divididas na utilização de factores de crescimento e diferenciação, aplicação de proteínas de matriz extracelular e factores de fixação e utilização de mediadores do metabolismo ósseo. Os polipéptidos mitogénicos que estimulam o crescimento dos tecidos moles (como o factor de crescimento derivado das plaquetas) e tanto o crescimento de tecidos duros como moles (como o factor de crescimento transformador) não conduziram a resultados bem sucedidos e é necessário mais trabalho nesta direcção. A capacidade demonstrada das proteínas morfogenéticas ósseas para gerar quantidades substanciais de osso sugere muitas aplicações na cavidade oral onde o osso é o único tecido desejado. É também evidente que as proteínas morfogenéticas ósseas permitem a formação de ligamentos periodontais. As condições para estimular tecidos de ligamentos periodontais previsíveis com proteínas morfogenéticas do osso não são, no entanto, conhecidas. É evidente que as proteínas morfogenéticas ósseas são excelentes moléculas para estimular a formação óssea oral.[18] **Choi SH, Kim CK, Cho KS et al[89]** descobriram que o rhBMP-2 suporta a regeneração do osso alveolar, mas não parece ter um efeito significativo na regeneração do osso cimentício.A matriz derivada do esmalte (um conjunto de proteínas da matriz) parece estimular a primeira formação de cemento acelular, o que pode permitir a formação funcional do ligamento periodontal. Será de interesse no futuro determinar se a matriz proteica contém factores clássicos mitogénicos ou de diferenciação, bem como as amelogeninas.[18] **Wennstrom JL, Lindhe J[80]** demonstrou que o Emdogain (EMD), se aplicado topicamente em locais de bolsas instrumentadas, ajuda a melhorar os primeiros eventos na cicatrização de uma ferida de tecido mole periodontal. **Sallum EA, Pimentel SP, Saldanha JB et al[82]** também concluíram que o EMD pode efectivamente promover nova formação de cemento, enquanto **Sculean A, Windisch P, Keglevich T et al**[81] não conseguiram mostrar regeneração periodontal com aplicação subgengival de EMD. São necessários mais estudos para determinar o futuro potencial terapêutico para estas moléculas de crescimento, de modo a que possam ser utilizadas para estimular e dirigir de forma óptima pontos específicos ao longo das cascatas de formação de tecidos.[18]

A regeneração do ligamento periodontal é de primordial importância uma vez que proporciona continuidade entre o osso alveolar e o cemento e também porque aparentemente contém células que podem sintetizar e remodelar os três tecidos conjuntivos da parte alveolar do periodonto.[45] Os diferentes tipos de procedimentos regenerativos aumentam a probabilidade de regeneração dos tecidos periodontais perdidos, mas a cicatrização após os procedimentos periodontais resulta na combinação da regeneração e da reparação. A natureza complexa do processo de cicatrização pode ser melhor compreendida no futuro para desenvolver procedimentos periodontais resultando na regeneração completa dos tecidos periodontais.

CONCLUSÃO

A cicatrização óptima da ferida após tratamento periodontal deve resultar na formação de novo cemento, ligamento periodontal e osso alveolar, devidamente selado por tecido gengival. Embora os modelos pré-clínicos discriminatórios tenham proporcionado uma melhor compreensão dos parâmetros de cicatrização críticos para a reparação ou regeneração periodontal e a regeneração clinicamente relevante tenha sido demonstrada, as tentativas de reconstrução de defeitos clínicos têm geralmente tido um sucesso modesto. As actuais provas científicas apontam para a presença de células originárias do ligamento periodontal, estabilidade da ferida, provisão de espaço e cicatrização com intenção primária, como factores biológicos e clínicos fundamentais que devem ser cumpridos para obter a regeneração periodontal. Apenas uma compreensão profunda das variáveis biológicas e clínicas que afectam o resultado dos procedimentos regenerativos periodontais permitirá aos clínicos manipular eficazmente os factores biológicos e clínicos, a fim de optimizar o resultado clínico e aumentar a previsibilidade da terapia periodontal-regenerativa. As estratégias clínicas para a regeneração periodontal incluíram a biomodificação da ferida ou da raiz com o objectivo de estimular a formação de cemento (exemplificado pelo conceito de desmineralização da superfície da raiz, pela regeneração guiada do tecido, e pela implantação de factores estimulantes do crescimento), bem como a estimulação da formação óssea. À medida que novos materiais são desenvolvidos, tais como BMPs, factores de crescimento e derivados da matriz do esmalte, é necessário avaliar criticamente a literatura e utilizar estes materiais quando devidamente indicados. A investigação futura terá de ser orientada para a compreensão mais detalhada dos mecanismos moleculares da expressão genética diferencial na cicatrização de feridas. A cicatrização de feridas é conseguida através de uma série de esforços coordenados por células inflamatórias, queratinócitos, fibroblastos e células endoteliais que respondem a um conjunto complexo de sinais. Muitos destes eventos têm sinais de início e de paragem. Uma compreensão profunda destes sinais e das suas consequências nas células reagentes deverá tornar possível, espera-se que num futuro próximo, uma manipulação terapêutica das feridas que conduza a uma regeneração real dos tecidos danificados.

BIBLIOGRAFIA

1) Mohan H. Patologia Essencial para Estudantes de Medicina Dentária. 2^a ed: India jaypee brothers medical publishers; 2002.

2) Academia Americana de Periodontologia. Glossário de Termos Periodontais. 4^a ed: Chicago; 2001.

3) Kumar V, Cotran RS, Robbins SL. A Patologia Básica de Robbin. 7^a ed., Robbin's SL: Pennsylvania saunders; 2003.

4) Peterson LJ, Ellis E, Hupp JR, Tucker MR. Cirurgia Oral e Maxilo-facial Contemporânea. 4^a ed., Hupp JR: Mosby Elsevier; 2003.

5) Miloro M, Ghali GE, Larsen PE, Waite PD. Princípios de Peterson da cirurgia oral e maxilo-facial. 2^a ed: BC Decker Inc.; 2004.

6) Aukhil I. Biologia da Cura de Feridas. Periodontol 2000 2000; 22: 44-50.

7) Polimeni G, Xiropaidis AV, Wikesjo UME. Biologia e Princípios da Cura/Regeneração de Feridas Periodontais. Periodontol 2000 2006; 41: 30-47.

8) Wikesjo UME, Nilveus RE, Selvig KA. Significância dos Eventos de Cura Precoce na Reparação Periodontal: Uma Revisão. J Periodontol 1992; 63: 158-165.

9) Wikesjo UME, Selvig KA. Cura e Regeneração de Feridas Periodontais. Periodontol 2000 1999; 19: 21-39.

10) Giglio JA, Abubaker O, Diegelmann RF. Fisiologia da Cura de Feridas de Pele e Mucosa. Clínicas de Cirurgia Oral e Maxilo-facial da América do Norte 1996; 8: 457-465.

11) Mallefet P, Dweck AC. Mecanismos Envolvidos na Cura de Feridas. The Biomedical Scientist 2008: 609-615.

12) Messadi DV, Bertolami CN. Princípios Gerais de Cura Pertinente ao Problema do Periodontol. Dent Clin N Am 1991; 35: 443-457.

13) Newman MG, Takei HH, Klokkevold PR, Carranza FA. Carranza's Clinical Periodontology. 10^a ed., Carranza W.B. Saunders Company; 2009.

14) Goldman HM, Cohen DW. Terapia periodontal. 6^a ed., Cohen DW: C.V. Mosby Company; 1980.

15) Wang HL, Cooke J. Técnicas de Regeneração Periodontal para o Tratamento de Doenças Periodontais. Dent Clin N Am 2005; 49: 637-659.

16) Graber HG, Conrads G, Wilharm J, Lampert F. Papel das Interacções entre Integrins e Componentes da Matriz Extracelular no Tecido Epitelial Saudável e Estabelecimento do Epitélio Longo Juncional durante a Cura de Feridas Periodontais: Uma Revisão. J Periodontol 1999; 70: 1511-1522.

17) Grzesik WJ, Narayanan AS. Cementum and Periodontol Wound Healing and Regeneration, Critical Review Oral Biology Medicine 2002; 13: 474-484.

18) Cochran DL, Wozney JM. Mediadores Biológicos para a Regeneração Periodontal. Periodontal 2000 1999; 19: 40-43.

19) McCauley LK, Somerman MJ. Modificadores Biológicos em Regeneração Periodontal. Dent Clin N Am 1998; 42: 361-387.

20) Lee MB. Bone Morphogenetic Proteins: Background and Implications for Oral Reconstruction. J Clin Periodontol 1997; 24: 355-365.

21) Ishikawa I, Iwata T, Washio K, Okano T, Nagasawa T, Iwasaki K. Cell Sheet Engineering and Other Novel Cell-Based Approaches to Periodontal Regeneration. Periodontologia 2000 2009; 51: 220-238.

22) Ramseier CA, Abramson ZR, Jin Q, Giannobile WV. Terapêutica Genética para a Medicina Regenerativa Periodontal. Dent Clin N Am 2006; 50: 245-263.

23) Caffesse RG, Quinones CR. Factores de Crescimento de Polipéptidos e Proteínas de Fixação na Cura e Regeneração de Feridas Periodontais. Periodontol 2000 1993; 1: 69-79.

24) Kao RT, Murakami S, Beirne OR. O Uso de Mediadores Biológicos e Engenharia de Tecidos na Odontologia. Periodontol 2000 2009; 50: 127-153.

25) Hsiong SX, Mooney DJ. Regeneração de Osso Vascularizado. Periodontal 2000 2006; 41: 109-122.

26) Ozcelik O, Haytac MC, Seydaoglu G. Derivado de Matriz de Esmalte e Terapia Laser de Baixo Nível no Tratamento de Defeitos Intra-Bónicos: Um ensaio clínico aleatório controlado por Placebo. J Clin Periodontal 2008; 35: 147-156.

27) Carranza FA, Newmann MG. Periodontologia Clínica. 8^a ed: WB Saunders; 1996.

28) Sharma A, Pradeep AR. Eficácia clínica de 1% de gel de alendronato como sistema local de administração de medicamentos no tratamento da periodontite crónica: Um ensaio clínico aleatório e controlado. J Periodontol 2012; 83: 11-18.

29) Sharma A, Pradeep AR. Eficácia Clínica de 1% de Gel Alendronato em Ajustamento à Mecanoterapia no Tratamento da Periodontite Agressiva: Ensaio Clínico Controlado Randomizado. J Periodontol 2012; 83: 19-26.

30) Slavkin HC, Bartold PM. Desafios e Potencial na Engenharia de Tecidos. J Periodontol 2000 2006; 41: 9-15.

31) Lin NH, Gronthos S, Bartold PM. Células estaminais e o futuro da regeneração periodontal. Periodontol 2000 2009; 51: 239-251.

32) Srisuwan T, Tilkorn DJ, Wilson JL, Morrison WA, Messer HM, Thompson EW. Molecular Aspect of Tissue Engineering in Dental Field. J Periodontol 2000 2006; 41: 88-108.

33) Ozcelik O, Haytac MC, Kunin A, Seydaoglu G. Improved Would Healing by Low-Level Laser Irradiation after Gingivectomy Operations: Um Estudo Piloto Clínico Controlado. J Clin Periodontol 2008; 35: 250-254.

34) Cobb CM. Lasers em Periodontia: Uma Revisão da Literatura. J Periodontol 2006; 77: 545-564.

35) Shafer WG, Hine MK, Levy BM, Tomich CE Editores. Um Livro-texto de Patologia Oral. 4^a ed., Tomich CE Saunders Elsiever; 2003.

36) Stucki-McCormick SU, Santiago PE. Os Aspectos Metabólicos e Fisiológicos da Cura de Feridas. Oral And Maxillofacial Surgery Clinics Of North America 1996; 8: 467-476.

37) Lindhe J, Lang NP, Karring T. Periodontologia Clínica e Implantodontia. 5^a ed: Blackwell Munksgaard; 2008.

38) Segelnick SL, Weinberg MA. Reavaliação da Terapia Inicial: Quando é o momento adequado? J Periodontal 2006; 77: 1598-1601.

39) Ramfjord SP, Ash MM. Periodontologia e Periodontia: Teoria e Prática Moderna. 1^a ed: Ishiyaku Euro America Inc.; 2000.

40) Relatório da Academia. Declaração da Academia Americana de Periodontol sobre o Curettage Gengival. 2002; 73: 1229-1230.

41) Chaubey KK, Arora VK, Thakur R, Narula IS. Cirurgia Perio-Estética: Utilização de LPF com Frenectomia para Prevenção de Cicatrizes. J Indian Soc Periodontol 2011; 15: 265-269.

42) Minabe M. A Critical Review of the Biologic Rationale for Guided Tissue Regeneration. J Periodontol 1991: 171-179.

43) Caffesse RG, Odont D, Becker W. Princípios e Técnicas de Regeneração Guiada de Tecidos. Dent Clin N Am 1991; 35: 479-494.

44) Gotcher JE, Chase DC, Gerard DA. Cicatrização de feridas de tecidos calcificados e cartilaginosos. Oral And Maxillofacial Surgery Clinics Of North America 1996; 8: 547-561.

45) Melcher AH. Sobre o Potencial de Reparação de Tecidos Periodontais. J Periodontol 1976: 256-260.

46) Lang NP. Foco nos Defeitos Intrabony - Terapia Conservadora. Periodontal

2000 2000; 22: 51-58.

47) Karring T, Cortellini P. Terapia Regenerativa: Defeitos de Furcação. Periodontal 2000 1999; 19: 115-137.

48) Waerhaug J. Healing of the Dento-Epithelial Junction Following Subgingival Plaque Control. J Periodontol 1978; 49: 119-134.

49) Walsh TF, Waite IM. Uma comparação da cura pós-cirúrgica após desbridamento por ultra-som ou instrumentos de mão. J Periodontol 1978; 49: 201- 205.

50) Lindhe J, Parodi R, Liljenberg B, Fornell J. Alterações Clínicas e Estruturais que Caracterizam a Gingiva de Cura. J Perio Research 1978; 13: 410-424.

51) Laurell L. Periodontal Healing after Scaling and Root Planning with the Kavo Sonicflex and Titan-S and Scalers. Swed Dent J 1990; 14: 171-177.

52) Aimetti M, Romano F, Peccolo DC, Debernardi C. Terapia Periodontal Não Cirúrgica de Defeitos de Recessão Gengival Raso: Avaliação da Capacidade Restaurativa da Gengiva Marginal após 12 Meses. J Periodontol 2005; 76: 256- 261.

53) Wilson TG, Carnio J, Schenk R, Myers G. Ausência de Sinais Histológicos de Inflamação Crónica Após Escala Subgengival Fechada e Planeamento de Raiz Utilizando o Endoscópio Dentário: Biópsias Humanas - Um Estudo Piloto. J Periodontol 2008; 79: 2036- 2041

54) Goldman HM. A Rationale for the Treatment of the Intrabony Pocket; One Method of Treatment, Subgingival Curettage. J Periodontol 1949: 83-91.

55) Friedman N. Reattachment e Roentgenograms. J Periodontol 1957: 98-111.

56) Wennstrom J. Regeneração da gengiva após excisão cirúrgica Um estudo clínico. J Clin Periodontol 1983; 10: 287-297.

57) Escolher RM, Pecaro BC, Silberman CJ. A Gengivectomia Laser: A Utilização do Laser CO2 para a Remoção da Hiperplasia de Fenitoína. J Periodontol 1985: 492-496.

58) Rosa DSA, Aranha ACC, Eduardo CDP, Aoki A. Tratamento Estético de Hiperpigmentação de Melanina Gengival com Laser Er:YAG: Observações Clínicas de Curto Prazo e Acompanhamento de Pacientes. J Periodontal 2007; 78: 2018- 2025.

59) Gultekin SE, Senguven B, Sofuoglu A, Taner L, Koch M. Efeito do Uso Tópico de um Antioxidante, Taurina sobre as Duas Proteínas de Membrana de

Membrana de Regeneração do Epitélio Gengival Oral. J Periodontol 2011; 10: 1-16.

60) Staffileno H, Wentz F, Orban B. Estudo Histológico da Cirurgia de Aba de Espessura Dividida em Cães. J Periodontal 1962; 33: 56-69.

61) Hiatt WH, Stallard RE, Butler ED, Badgett B. Reparação Após Cirurgia de Aba Mucoperiosteal com Retenção Gengival Total. J Periodontol 1968; 39: 11-16.

62) Caton J, Nyman S, Zander H. Avaliação Histométrica da Cirurgia Periodontal, Níveis de Fixação do Tecido Conjuntivo após Quatro Procedimentos Regenerativos. J Clin Periodontol 1980; 7: 224-231.

63) Magnusson I, Runstad L, Nyman S, Lindhe J. A Long Junctional Epithelium - A Locus Minoris Resistentiae in Plaque Infection. J Clin Periodontol 1983; 10: 333-340.

64) Aukhil I, Pettersson E, Sugere C. Periodontal Curaria na Ausência de Células do Ligamento Periodontal. J Periodontol 1987: 71-77.

65) Pippin DJ. Destino do Epitélio de Bolso num Flap Apicalmente Posicionado. J Clin Periodontol 1990; 17: 385-391.

66) Nobuto T, Imai H, Suwa F, Kono T, Suga H, Jyoshi K. Resposta Microvascular no Ligamento Periodontal após Cirurgia de Aba Mucoperiosteal. J Periodontol 2003; 74: 521-528.

67) Fowler EB, Breault LG. Fixação Rastejante Precoce após Frenectomia: Um Relatório de Caso. Gen Dent. 2000; 48: 591-593.

68) Goldstein M, Boyan BD, Cochran DL, Schwartz Z. Histologia Humana de Nova Fixação após Cobertura de Raiz usando Enxerto de Tecido Conjuntivo Subepitelial. J Clin Periodontol 2001; 28: 657-662.

69) Guiha R, Khodeiry SE, Mota L, Caffesse R. Avaliação Histológica da Cura e Revascularização do Enxerto Subepitelial do Tecido Conjuntivo. J Periodontol 2001; 72: 470-478.

70) Majzoub Z, Landi L, Grusovin MG, Cordioli G. Histologia do Enxerto de Tecido Conjuntivo. J Periodontol 2001; 72: 1607-1615.

71) Yen CA, Griffin TJ, Cheung WS, Chen J. Effects of Platelet Concentrate on Palatal Would Healing after Connective Tissue Graft Harfting. J Periodontol 2007; 78: 601-610.

72) Silva CO, Ribeiro EDP, Sallum AW, Tatakis DN. Enxertos Gengivais Livres: Enxertos de Enxerto e Cura de Donor-Site em Fumadores e Não-Fumadores. J

Periodontol 2010; 81: 692-701.

73) Aukhil I, Pettersson E, Sugere C. Regeneração Guiada de Tecidos - Um Procedimento Experimental em Cães Beagle. J Periodontol 1986: 727-734.

74) Caffesse RG, Smith BA, Castelli WA, Nasjleti CE. Novo Aditamento Conseguido pela Regeneração de Tecido Guiado em Cães de Beagle. J Periodontol 1988: 589-594.

75) Caffesse RG, Dominguez LE, Nasjleti CE, Castelli WA, Morrison EC, Smith BA. Defeitos de Furcação em Cães Tratados por Regeneração Guiada de Tecidos (GTR). J Periodontol 1990: 45-50.

76) Cortellini P, Clauser C, Prato GPP. Avaliação Histológica de Novo Aditamento na sequência do Tratamento de uma Recessão Bucal Humana por Meios de um Procedimento de Regeneração Guiada de Tecido. J Periodontol 1993: 387-391.

77) Robert PM, Frank RM. Periodontal Guided Tissue Regeneration with a New Resorbable Polylactic Acid Membrane. J Periodontol 1994: 414-422.

78) Casati MZ, Sallum EA, Caffesse RG, Nociti FH, Sallum AW, Pereira SLDS. Regeneração Guiada de Tecido com Membrana de Ácido Poliláctico Bioresorbível em Recessões Gengivais. Um Estudo Histomérico em Cães. J Periodontol 2000; 71: 238-248.

79) Pereira SLS, Sallum AW, Casati MZ, Caffesse RG, Weng D, Nociti FH et al. Comparação de Membranas Bioabsorvíveis e Não-Resorvíveis no Tratamento de Defeitos do Tipo Dehiscence-Type. Um Estudo Histomorfométrico em Cães. J Periodontol 2000; 71: 1306-1314.

80) Wennstrom JL, Lindhe J. Some Effects of Enamel Matrix Proteins on Wound Healing in the Dento-Gingival Region. J Clin Periodontol 2002; 29: 9-14.

81) Sculean A, Windisch P, Keglevich T, Gera I. Avaliação Histológica de Defeitos Intra-Bónicos Humanos Após Terapia Periodontal Não Cirúrgica com e sem Aplicação de um Derivado Proteico de Matriz de Esmalte. J Periodontol 2003; 74: 153-160.

82) Sallum EA, Pimentel SP, Saldanha JB, Nogueira-Filho GR, Casati MZ, Nociti FH et al. Derivado da Matriz de Esmalte e Regeneração Guiada de Tecidos no Tratamento de Defeitos do Tipo Dehiscence: Um Estudo Histomorfométrico em Cães. J Periodontol 2004; 75: 1357-1363.

83) Nemcovsky CE, Zahavi S, Moses O, Kebudi E, Artzi Z, Beny L et al. Efeito da Derivada Proteica de Matriz de Esmalte na Cura de Defeitos Periodontais

Cirúrgicos Supra-Infrabónicos no Rat Molar: Um Estudo Histomorfométrico. J Periodontol 2006; 77: 996-1002.

84) Mellonig JT, Valderrama P, Gregory HJ, Cochran DL. Avaliação clínica e Histológica da Terapia Periodontal Não Cirúrgica com Derivado de Matriz de Esmalte: Um Relatório de Quatro Casos. J Periodontol 2009; 80: 1534-1540.

85) Bowers GM, Granet M, Stevans M, Emerson J, Corio R, Mellonig J. Histologic Evaluation of New Attachment in Humans. J Periodontol 1985: 381-396.

86) Sonis ST, Williams RC, Jeffcoat MK, Black R, Shklar G. Cura de Defeitos Periodontais Espontâneos em Cães Tratados com Osso Xenogénico Desmineralizado. J Periodontol 1985: 470-479.

87) Ettel RG, Schaffer EM, Holpuch RC, Bandt CL. Enxertos Porosos de Hidroxiapatita em Defeitos Periodontais Crónicos Subcristônicos em Macacos Rhesus: Uma Investigação Histológica. J Periodontol 1989: 342-351.

88) Yoshino T, Aoki A, Oda S, Takasaki AA, Mizutani K, Sasaki KM. Análise Histológica a Longo Prazo da Alteração e Cura do Tecido Ósseo após Irradiação a Laser Er:YAG Comparada à Electrocirurgia. J Periodontol 2009; 80: 82-92.

89) Choi SH, Kim CK, Cho KS, Huh JS, Sorensen RG, Wozney JM et al. Effect of Human Bone Morphogenetic Protein -2/Absorbable Collagen Sponge (Rhbmp-2/ACS) on Healing in 3-Wall Intrabony Defects in Dogs. J Periodontal 2002; 73:63-72

90) Kim CS, Choi SH, Chai JK, Cho KS, Moon IK, Wikesjo UME et al. Periodontal Repair in Surgically Created Intrabony Defects in Dogs: Influence of the Number of Bone Walls on Healing Response. J Periodontal 2004; 75: 229-235.

91) Aichelmann-Reidy ME, Reynolds MA. Predictibilidade dos Resultados Clínicos após Terapia Regenerativa em Defeitos Intrabonianos. J Periodontol 2008; 79: 387-393.

92) Sculean A, Windisch P, Szendroi-Kiss D, Horvath A, Rosta P, Becker J. Avaliação Clínica e Histológica de um Derivado de Matriz de Esmalte Combinado com um Fosfato Bifásico de Cálcio para o Tratamento de Defeitos Periodontais Intrabónicos Humanos. J Periodontol 2008; 79: 1991-1999.

93) Akbay A, Baran C, Gunhan O, Ozmeric N, Balos K. Potencial Regenerativo Periodontal de Enxertos de Ligamentos Periodontais Autógenos em Defeitos de Furcação de Classe II. J Periodontal 2005; 76: 595-604.

94) Tsao YP, Neiva R, Al-Shammari K, Oh TJ, Wang HL. Efeitos de um aloenxerto ósseo humano mineralizado em regeneração de defeitos de perfuração mandibulares de Classe II. J Periodontol 2006; 77: 416-425.

95) Hovey LR, Jones AA, McGuire M, Mellonig JT, Schoolfield J, Cochran DL. Aplicação da Engenharia de Tecido Periodontal usando Derivado de Matriz de Esmalte e um Substituto Dérmico Derivado de Fibroblastos Humanos para Estimular a Cura de Feridas Periodontais em Defeitos de Furcação de Classe III. J Periodontol 2006; 77: 790-799.

96) Deliberador TM, Nagata MJH, Furlaneto FAC, Melo LGN, Okamoto T, Maria

L.M.M. Sundefeld. Enxerto ósseo autógeno com ou sem barreira de sulfato de cálcio no Tratamento de Defeitos de Furcação de Classe II: Um Estudo Histológico e Histométrico em Cães. J Periodontal 2006; 77: 780-789.

97) Pradeep AR, Priyanka N, Kalra N, Naik SB. "Clinical Efficacy of Subgingivally Delivered 1,2 mg Simvastatin in the Treatment of Subjects with Degree II Furcation Defects": Um ensaio clínico controlado aleatorizado". J Periodontol 2012: 1-8.

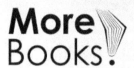
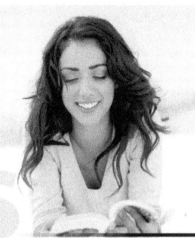

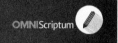

CPSIA information can be obtained
at www.ICGtesting.com
Printed in the USA
LVHW100837300323
742975LV00021B/357